Wissen für die Krankenpflege 2

Die Rehabilitation traumatisch Querschnittgelähmter

Zweite überarbeitete und erweiterte Auflage

Herausgegeben von Dieter Stock
unter Mitarbeit von Thomas Gürtner
Bertold Hübner, Kurt Niklas
Christine Krumpeter
Brigitte Winter-Klemm
mit einem Geleitwort von Prof. Dr. V. Paeslack

Bibliomed

CIP-Kurztitelaufnahme der Deutschen Bibliothek

Die **Rehabilitation traumatisch Querschnitt-
gelähmter** / hrsg. von Dieter Stock. Unter
Mitarb. von Thomas Gürtner . . . Mit e. Geleitw.
von V. Paeslack. – 2., überarb. u. erw. Aufl. –
Melsungen: Bibliomed, 1983.
(Wissen für die Krankenpflege; 2)

ISBN 3-921958-25-3

NE: Stock, Dieter [Hrsg.]; GT

© Bibliomed · Medizinische Verlagsgesellschaft mbH, Melsungen 1983
2. überarbeitete und erweiterte Auflage

Alle Rechte, insbesondere das Recht der Vervielfältigung und Verbreitung sowie der Übersetzung behält sich der Verlag vor. Ohne schriftliche Genehmigung durch den Verlag darf kein Teil des Werkes in irgendeiner Form mit mechanischen, elektronischen und photographischen Mitteln (einschl. Tonaufnahme, Photokopie und Mikrofilm) reproduziert oder gespeichert werden.

Printed in Germany by Gutenberg, Melsungen

ISBN 3-921958-25-3

Geleitwort

„Es ist bei Totalläsionen eine trostlose Aufgabe für den Arzt, den rettungslos dem nahen Tode entgegengehenden Patienten über Wochen und Monate hinweg zu bringen, um ihn endlich trotz aller Kunst und oft unglaublichen Mühen elend dahinsiechen zu sehen...". So beschreiben die Knappschaftsärzte W. Wagner und P. Stolper im Jahre 1898 die Lage des rückenmarkverletzten Patienten. Die pflegerische Versorgung des Paraplegikers, mehr noch des Tetraplegikers waren bestimmt von hilflosem Mitleid und Resignation. Erst in den letzten 20 Jahren vollzog sich hier ein tiefgreifender Wandel: Unter Anwendung der von L. Guttmann entwickelten Prinzipien zur Behandlung und Rehabilitation Querschnittgelähmter war es möglich, die Überlebenschancen des Rückenmarkverletzten entscheidend zu verbessern. Heute wissen wir, daß es möglich ist, diese Patienten nicht nur am Leben zu erhalten, sondern sie so weit zu fördern, daß sie wieder ein menschenwürdiges Dasein im Rahmen ihrer Familie, der Gesellschaft und einer befriedigenden Berufstätigkeit finden können – das heißt, daß ihre umfassende Rehabilitation zur verbindlichen Aufgabe und zum erreichbaren Ziel aller Bemühungen geworden ist.

Um dieses Ziel innerhalb eines überschaubaren Zeitraums zu erreichen, bedarf es großer Anstrengungen. Die Bewältigung dieser Aufgabe verlangt von allen daran Beteiligten ein hohes Maß an Verantwortung, an Sachwissen und an Bereitschaft zum Engagement. Sie ist nur zu verwirklichen im Rahmen eines qualifizierten pflegerisch/therapeutischen Teams, in dem die Zusammenarbeit zwischen dem Arzt, den pflegerischen, therapeutischen und den psychologisch/sozialen Diensten bestmöglich gewährleistet ist. Dabei kommt der pflegerischen Versorgung des Querschnittgelähmten sowohl in der Akutphase wie auch im ganzen weiteren – lebenslangen – Verlauf ein entscheidender Stellenwert zu. In geradezu modellhafter Weise kommen gerade beim frisch Rückenmarkverletzten die Verfahrensweisen einer sehr intensiven „Grundpflege" zur Anwendung. Es zeigt sich, daß von der Bewältigung der sich hier stellenden Forderungen, also etwa nach korrektem Lagern und Umlagern, nach umfassender Decubitusprophylaxe und nach der pflegerischen Bewältigung der Blasen- und Darmlähmung einerseits vielfach das Überleben des Frischverletzten abhängig ist. Auf der anderen Seite werden durch das Ineinandergreifen der pflegerischen und der therapeutischen Leistungen die Weichen für eine umfassende und erfolgreiche Rehabilitation dieser schwerstgeschädigten Personen gestellt.

So lassen sich am Beispiel des Querschnittgelähmten heute in vielfältiger Weise die Aufgaben darstellen, die sich für den pflegerischen Dienst generell bei der Versorgung Schwerkranker und Schwerbehinderter ergeben.

In der vorliegenden Schrift wird der Versuch unternommen, allen bei der Betreuung des Querschnittgelähmten beteiligten Fachkräften eine umfassende, zugleich aber gezielt praxisbezogene Information über den gesamten Fragenbereich der traumatischen Rückenmarkschädigung zu geben. Dabei wird deutlich, daß Pflegekräfte, die mit dem Querschnittgelähmten befaßt sind, neben dem spezialisierten Fachwissen insbesondere über ein Verständnis für die sich hier ergebenden rehabilitativen Belange verfügen müssen. Bei der nicht selten dramatisch verlaufenden Beherrschung der akuten Situation des Rückenmarktraumas muß die Pflegekraft Entscheidungsfähigkeit und psychisches und physisches Stehvermögen auch in kritischen Situationen besitzen. Im weiteren Verlauf wird von ihr ein hohes Maß an persönlichem Engagement, gleichzeitig aber auch die Fähigkeit der sachlichen Distanz gefordert – die Arbeit erfolgt also in einem Spannungsfeld, dessen Bewältigung keineswegs einfach ist und auch nicht in jedem Fall gelingt. Von großer Bedeutung ist darüber hinaus ein im Vergleich zur sonstigen „normalen" Krankenpflege erhebliches Maß an Einfühlungsvermögen in die Situation des so schwer betroffenen Patienten und die Fähigkeit, mit ihm in der psychologisch richtigen Weise umzugehen und ihm die notwendige pädagogische Förderung angedeihen zu lassen.

Dabei ergibt sich die mitunter fast paradoxe Situation, daß das entscheidende Ziel aller – außerordentlich umfassenden – pflegerischen Leistungen das Bemühen um die frühestmögliche und weitestmögliche *Unabhängigkeit des Betroffenen von Pflege* sein muß.

Die Verfasser dieses Buches haben sich in dankenswerter Weise bemüht, diese vielfältigen Aspekte, die sich bei der Versorgung des Querschnittgelähmten ergeben, in umfassender Weise darzustellen und ihr jeweiliges Gewicht im Ablauf des Rehabilitationsprozesses deutlich zu machen. Sie füllen damit – im Interesse der querschnittgelähmten Patienten – eine seit langem bestehende und vielfach beklagte Lücke im pflegerischen Fachschrifttum.

Prof. Dr. med. V. Paeslack

Vorwort zur 1. Auflage

Alle Rehabilitationsmaßnahmen, organisiert und systematisch durchgeführt, dienen einer Aufgabe: Alle beim querschnittgelähmten Patienten noch vorhandenen körperlichen, geistigen und beruflichen Kräfte zu mobilisieren, um seine Wiedereingliederung in Familie, Gesellschaft und Beruf zu erreichen.

Der hier vorliegende Überblick über die umfassende Rehabilitation des Querschnittgelähmten vom Unfalltage an bietet Informationen für alle an dieser Gemeinschaftsaufgabe Beteiligten, für Mitarbeiter im pflegerischen und ärztlichen Dienst, für Fachkräfte in Krankengymnastik, Sporttherapie und Ergotherapie, für Mitarbeiter im sozialen und psychologischen Dienst sowie für Mitarbeiter von Versicherungsträgern und Berufsförderungs- oder Berufsbildungswerken.

Die Einzelbeiträge wurden in den Jahren 1978 bis 1980 als Fortsetzungsreihe in der Fachzeitschrift für Krankenpflege „Die Schwester – Der Pfleger" veröffentlicht.

Frankfurt, im Juni 1980   Dr. med. D. Stock

Vorwort zur 2. Auflage

Dem Wunsch des Verlages, die erste Auflage zu überarbeiten und zu ergänzen, ist der Herausgeber gerne gefolgt, dies um so mehr, da die Möglichkeit gegeben ist zu einer detaillierten Darstellung der Intensivbehandlung und Intensivpflege, die insbesondere bei Halsmark- und Hoch-Brustmarkgelähmten optimal sein müssen. Da ohne jeden Zweifel die Rehabilitation des Querschnittgelähmten nur so gut ist und sein kann, wie die Qualität der intensivmedizinischen Erstversorgung, wird dieses Thema besonders umfangreich dargestellt.

Der gewaltigen psychologischen Problematik für Patient und Familie wird durch einen weiteren Beitrag „Querschnittlähmung als Familienschicksal" Rechnung getragen.

Frankfurt, im Juni 1983   Dr. med. D. Stock

Inhaltsverzeichnis

Geleitwort

Vorwort zur 1. Auflage

Vorwort zur 2. Auflage

1. Einleitung und Geschichte – Anatomie von Wirbelsäule und Rückenmark 9
2. Verhalten am Unfallort – Verhalten im Krankenhaus – Spinaler Schock 17
3. Die Behandlung des frischverletzten Querschnittgelähmten 25
4. Intensivmedizinische und anästhesiologische Versorgung des frischverletzten Halsmark- und Hoch-Brustmarkgelähmten 37
5. Die operative Behandlung von Wirbelsäulen- und Rückenmarkverletzungen 65
6. Behandlungsziele der Rehabilitation entsprechend der Läsionshöhe 77
7. Behandlung und Prophylaxe von Komplikationen und Spätfolgen 95
8. Krankengymnastik, Steh- und Gehschulung – Sporttherapie 105
9. Psychologische Ausbildung, Fortbildung und Betreuung des Pflegepersonals einer Abteilung für Querschnittgelähmte 125
10. Die psychische Situation des Querschnittgelähmten – mögliche psychotherapeutische Intervention im Rahmen der pflegerischen Betreuung 133
11. Querschnittlähmung als Familienschicksal 141
12. Funktionelle Ergotherapie – soziale und berufliche Re-Integration 147

Übersicht: Sportgruppen für Rollstuhlfahrer 157

Literatur 158

Anschriften der Verfasser 160

Sachverzeichnis 161

1. Einleitung und Geschichte – Anatomie von Wirbelsäule und Rückenmark

Von Dieter Stock

„Man findet den Patienten ohne Bewußtsein seiner beiden Arme und Beine, sein Penis ist erigiert und Harn träufelt aus seinem Gliede, ohne daß er es spürt. Das ist ein Leiden, das nicht behandelt werden kann. Man muß den Kranken seinem Schicksal überlassen."

Dies ist die erstaunlich anschauliche und auffallend exakte Beschreibung einer Halsmarklähmung – Tetraplegie – von einem ägyptischen Militärarzt aus dem Jahre 2600 v. Chr. Es ist die älteste überlieferte Beschreibung einer Querschnittlähmung in dem „Lehrbuch der Wundarzneikunst", als „Papyrus Edwin Smith" bekanntgeworden.

Diese fatale Auffassung bestand bis zum Jahre 1944. Seit diesem Jahr haben GUTTMANN in England und BORS in den USA die entscheidenden Prinzipien für die umfassende Behandlung und Reintegration des Querschnittgelähmten aufgezeigt, nach denen heute auf der ganzen Welt Querschnittgelähmte versorgt werden.

Bei einer kompletten Querschnittlähmung gibt es *keine* Heilung. Diese Verletzten bleiben zeit ihres Lebens gelähmt, der dauernde Gesundheitsschaden betrifft Soma und Psyche gleichermaßen. Von dieser Tatsache ausgehend, ist *von der ersten Stunde an* das klar zu definierende *Ziel der Rehabilitation:* die noch erhaltenen Funktionen und Fähigkeiten kompensatorisch zu trainieren und zu entwickeln, bis dahin unbekannte oder ungenutzte Leistungsreserven zu mobilisieren, komplizierende unabwendbare Unfallfolgen, z. B. Spasmen, paraartikuläre Verkalkungen, zu behandeln und Behandlungsfolgen, z. B. Druckgeschwüre, zu verhindern.

Alle Maßnahmen sind konsequent darauf auszurichten. Das Bemühen um eine vollständige Reintegration in Familie, Gesellschaft und Beruf kann nur von einem qualifizierten Team aller an der Rehabilitation Beteiligten im ärztlichen, pflegerischen und therapeutischen Bereich erzielt werden. Nur die bestmögliche Zusammenarbeit des Arztes mit den nichtärztlichen Fachkräften der Rehabilitation kann das interdisziplinär aufzustellende Behandlungsprogramm erfüllen. Durch Nutzung aller denkbaren Aktivierungsmöglichkeiten gilt es, die eine „Conditio sine qua non" darstellende aktive Mitarbeit des Behinderten zu gewinnen.

Krankenschwester und Krankenpfleger tragen im klinischen Bereich diese Gemeinschaftsaufgabe entscheidend mit.

Wenn auch grundsätzlich die Sofortverlegung des Frisch-Querschnittgelähmten in eine Klinik mit Sonderabteilung anzustreben ist, kann dies aus verschiedenen Gründen nicht in jedem Falle möglich sein. Somit muß der Pflegebereich auch des Allgemein-Krankenhauses in der Lage sein, den Frisch-Querschnittgelähmten unter Umständen auch über längere Zeit zu behandeln, ohne daß die Rehabilitation durch mögliche zusätzliche Schäden einen Zeitverlust erleidet.

Häufigkeit und Unfallursachen

In der Bundesrepublik und westlichen Ländern nimmt die Zahl der Querschnittgelähmten pro 1 Mill. Einwohner jährlich um etwa 20 zu, hiervon sind 85 Prozent unfallbedingt. 80 Prozent der Querschnittgelähmten traumatischen Ursprungs sind Männer. Erklärt wird dies aufgrund der größeren Gefährdung am Arbeitsplatz und im Straßenverkehr. Die Zahl der heute in der Bundesrepublik lebenden Querschnittgelähmten aller Schädigungsarten wird auf etwa 10000 geschätzt.

An der Spitze stehen Rückenmarkverletzungen durch Verkehrs- und Arbeitsunfälle, danach folgen häusliche und Sportunfälle. Bei letzteren bilden Badeunfälle, meist Sprung in zu flaches Wasser oder auf andere Schwimmer, den weitaus größten Anteil.

Anatomie der Wirbelsäule

Das Achsenskelett des Rumpfes, die Wirbelsäule, setzt sich aus 33 bis 34 Bau-Elementen, den Wirbeln, zusammen, die einheitlich gebaut, jedoch regional typisch modifiziert sind. Nach verschiedenen Regionen der Wirbelsäule sind zu unterscheiden:
 7 Halswirbel
12 Brustwirbel
 5 Lendenwirbel
 5 Kreuzwirbel – Kreuzbein
 4 bis 5 Steißwirbel – Steißbein.

Die Wirbelsäule ist nicht gerade, sondern im Abschnitt der Halswirbelsäule nach vorne durchgebogen – Halslordose –, der Brustwirbelsäule nach hinten – Brustkyphose – und der Lendenwirbelsäule wieder nach vorne gebogen – Lendenlordose.

In Höhe der Grenze vom fünften Lendenwirbel zum Kreuzbein ist die Lendenwirbelsäule gegen das Kreuzbein abgewinkelt – Promontorium. Jeder Wirbel besteht aus Wirbelkörper und Wirbelbogen. Die Wirbelkörper stehen durch 23 faserknorpelige Zwischenwirbelschei-

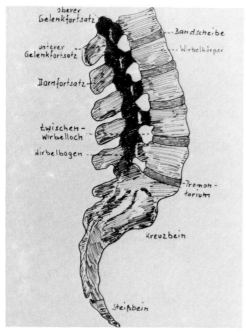

Abb. 1: Lendenwirbelsäule, Kreuz- und Steißbein, von rechts gesehen

ben, die Wirbelbogen, über Gelenkfortsätze miteinander in Verbindung. Der Wirbelbogen begrenzt zusammen mit der Hinterfläche des Wirbelkörpers das Wirbelloch. Die Gesamtheit der Wirbellöcher bildet den Wirbelkanal, der das Rückenmark aufnimmt. Der Durchmesser des Wirbelkanals ist in den verschiedenen Regionen der Wirbelsäule ungleich weit, im unteren Hals- und oberen Lendenbereich am größten.

Die Wirbelbogen lassen durch unterschiedliche Höhen oben und unten Aussparungen frei. Die einander zugewendeten Aussparungen zweier benachbarter Wirbelbogen bilden und begrenzen das Zwischenwirbelloch, durch das die Spinalnerven aus dem Wirbelkanal austreten.

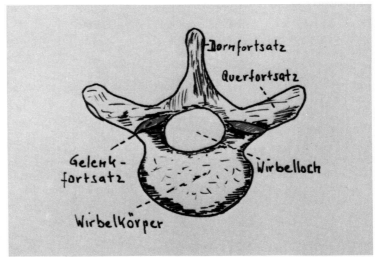

Abb. 2: Wirbel (Brustwirbel) von oben

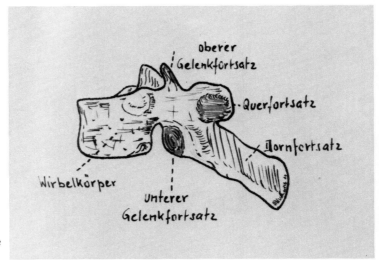

Abb. 3: Wirbel (Brustwirbel) von der Seite

Die Wirbelbogen tragen Fortsätze nach oben und unten, deren überknorpelte Gelenkflächen mit denen des oberen und unteren Wirbelbogenfortsatzes artikulieren. Von jedem Wirbelbogen gehen weiterhin nach seitlich je ein Querfortsatz und nach hinten ein Dornfortsatz ab. Außer durch die Zwischenwirbelscheiben – Bandscheiben – stehen die Wirbelkörper durch ein vorderes und hinteres Längsband in Verbindung. Die Wirbelsäule ist weiterhin verspannt durch elastische Bänder zwischen den Wirbelbogen, zwischen den Dornfortsätzen und deren Spitzen sowie den Querfortsätzen.

Die miteinander in Verbindung stehenden Gelenkflächen der benachbarten Wirbel haben in den einzelnen Regionen der Wirbelsäule verschiedene Form und Stellung: An der Halswirbelsäule gegen die Horizontale wenig geneigt, an der Brustwirbelsäule nahezu frontal und an der Lendenwirbelsäule sagittal ausgerichtet.

Die Bewegungen der Wirbelsäule erfolgen in drei Ebenen:
Beugung und Streckung – Medianebene
seitliche Neigung   – Frontalebene und
Drehung   – Längsachse

Am beweglichsten sind Hals- und Lendenwirbelsäule, am unbeweglichsten die rippentragende Brustwirbelsäule.

Anatomie des Rückenmarkes

Das Rückenmark ist etwa kleinfingerdick, 40 bis 45 cm lang, reicht im Wirbelkanal vom Atlas bis zum Markkegel in Höhe des ersten bis zweiten Lendenwirbels. Von hier läßt es sich als 24 bis 25 cm langer Endfaden bis zur Höhe des zweiten Steißwirbels verfolgen. Endfaden und Wurzeln der unteren Spinalnerven bilden im unteren Abschnitt des Wirbelkanales den Pferdeschweif (Cauda equina). Unterhalb des ersten bis zweiten Lendenwirbels kann ohne

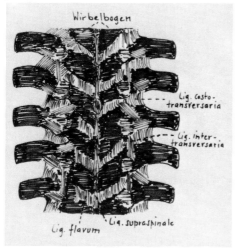

Abb. 4: Bandverbindungen der mittleren und unteren Brustwirbelsäule sowie der Rippen, von hinten

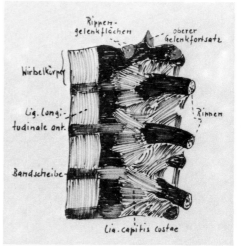

Abb. 5: Bandverbindungen der mittleren und unteren Brustwirbelsäule, sowie der Rippen, von der linken Seite

Gefahr einer Beschädigung des Rückenmarkes in den Wirbelkanal zur diagnostischen Liquorentnahme (Lumbalpunktion aus dem Subarachnoidalraum) oder zur Einführung von anästhesierenden Medikamenten zur Ausschaltung der Nerven der unteren Körperhälfte eingestochen werden.

Man unterscheidet am Rückenmark das Halsmark, das Brustmark, das Lendenmark und das den Pferdeschweif bildende Sakralmark. Die Höhenbestimmung richtet sich nach den abgehenden Rückenmarksnerven, *nicht* nach der Lage im Wirbelkanal. Dies erklärt sich so: Ursprünglich liegen Austrittsstelle der Wurzeln aus dem Rückenmark und dem Wirbelkanal in gleicher Höhe. Da das Rückenmark in seinem Wachstum gegenüber der Wirbelsäule zurückbleibt, kommt es zu einer Verschiebung dahingehend, daß die Austrittsstellen der Spinalnerven aus dem Wirbelkanal von oben nach unten zunehmend fußwärts verschoben werden. So müssen die Wurzeln der Lumbal-und Sakralnerven bis zu 20 cm zurücklegen, bevor sie ihre zugehörigen Zwischenwirbellöcher erreichen.

Aus dem Rückenmark entspringen 31 Paare von Rückenmarknerven, die nach den Abschnitten der Wirbelsäule, aus denen sie durch die Zwischenwirbellöcher aus dem Wirbelkanal austreten, eingeteilt werden in:
8 Halsnerven
12 Brustnerven
5 Lendennerven
5 Kreuznerven
1 Steißnerv.

Jeder Spinalnerv bildet sich aus zwei Wurzeln, der vorderen motorischen und der hinteren sensiblen. Kurz vor der Vereinigung der Wurzeln im Zwischenwirbelloch schwillt die hintere Wurzel durch eine Ansammlung von Nervenzellen zum *Spinalganglion* an. Jeder Spinalnerv hat außer der motorischen und sensiblen Wurzel noch eine dritte, die sympathische Wurzel, die in den Ganglionzellen des Sympathikusstammes entspringt und hinter dem Ganglion dem Spinalnerv Fasern zuführt.

Der Querschnitt des Rückenmarkes läßt, zentral schmetterlingsförmig den Zentralkanal umfassend, die graue Substanz und peripher die weiße Substanz erkennen. Die graue Substanz besteht aus Nervenzellen, die die in das Rückenmark eintretenden Faserbahnen aufnehmen und nervöse Reaktionen – Reflexe und Automatismen – ohne Mitwirkung des Gehirns vermitteln – sogenannter Eigenapparat. Die weiße Substanz beinhaltet zahlreiche Areale von langen auf-und absteigenden Nervenfasern, die als Leitungsbahnen die Verbindung zum Gehirn vermitteln – sogenannter Verbindungsapparat. Die weißliche Farbe der Nervenfasern ist bedingt durch den Myelingehalt der Nervenfaserscheiden.

Das Rückenmark besitzt, wie auch das Gehirn, drei bindegewebige Hüllen:

1. Die harte Haut – Dura mater –, sie umschließt mit ihrem inneren Blatt als fast weißer, gefäßarmer, fester, etwa schreibpapierstarker, länglicher Sack das Rückenmark samt den Nerven. Sie wird von den austretenden Spinalnerven durchbrochen. Das äußere Blatt bildet die Knochenhaut des Wirbelkanales. Der Spaltraum zwischen beiden Blättern – Epiduralraum – enthält Fett, Venengeflechte und lockeres Bindegewebe und schützt das Rückenmark gegen jede Art von Zerrung bei Bewegungen der Wirbelsäule.

2. Die Spinnwebhaut – Arachnoidea – dünner als Seidenpapier, frei von Gefäßen, liegt der glatten Innenfläche des inneren Blattes der harten Hirnhaut fast unmittelbar an, der Spalt ist nur capillar – Subduralraum. Von der Innenseite spannen sich septenartig feine Bälkchen und Häutchen bis zur inneren Haut durch den mit Liquor erfüllten Subarachnoidalraum.

3. Die innere Haut – Pia mater – liegt nicht nur als dünne gefäßreiche Hülle dem Rückenmark an und hält gleichsam als Gußform die weiche, plastische Masse Rückenmark in seiner Form, sondern sie dringt auch in Einsenkungen des Rückenmarkes ein und kleidet diese aus.

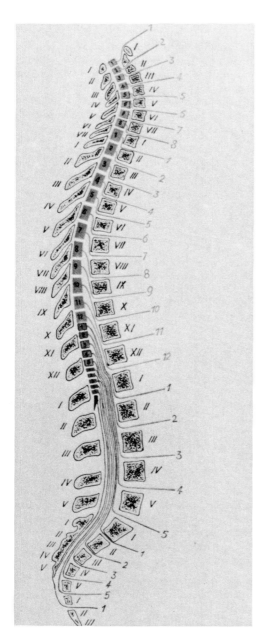

Abb. 6: Lagebeziehung zwischen Rückenmarksegmenten und Spinalnervenaustrittsstellen zu den Wirbeln

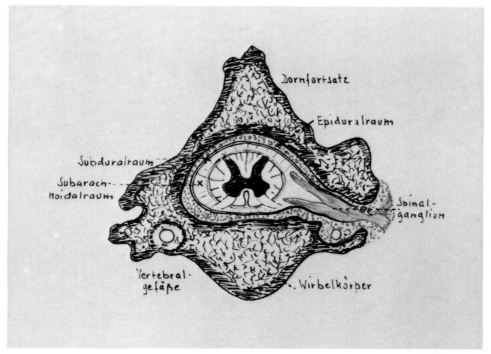

Abb. 7: *Transversalschnitt durch die Halswirbelsäule und den Inhalt des Wirbelkanales mit Rückenmark, seinen Hüllen und den Spalträumen*

Blutversorgung des Rückenmarkes

Die Zwischenrippenarterien, etwa zehn, entspringen segmentär und paarig vom hinteren Umfang der Brustaorta. Jedes dieser Gefäße tritt mit einem Spinalast durch das Zwischenwirbelloch in den Subarachnoidalraum ein und steht hier mit zwei hinteren, längsverlaufenden Spinalarterien und einer unpaaren vorderen in Verbindung. Die längsverlaufenden Arterien stammen aus der Vertebralarterie und reichen über das ganze Rückenmark abwärts. Von den Spinalarterien gehen, ausnahmslos als Endarterien, feine Zweige in das Rückenmark selbst ab. Den Grenzzonen oder „letzten Wiesen" werden in funktioneller Hinsicht unterschiedliche Bedeutung zugemessen.

In Höhe der Hals- und Lendenmarkanschwellungen des Rückenmarkes – das Rückenmark ist hier verdickt infolge größerer Anzahl von Ganglionzellen und Nervenfasern aufgrund der stark vergrößerten Körperperipherie (Hautoberfläche und Muskelmasse) gegenüber dem Rumpf – sind besser durchblutete Segmente (C 5 bis C 8 und D 9 bis L 2) bekannt gegenüber den übrigen. Neben direkten Gefäßzerreißungsblutungen sind das Ödem mit nachfolgender Ischämie und venöse Abflußstörungen wichtige Ursachen der spinalen Mangeldurchblutung und meist in kürzester Zeit irreversiblen Schädigung des Rückenmarkes.

Der Abfluß erfolgt analog der arteriellen Versorgung über segmental das Rückenmark verlassende sowie im Subarachnoidalraum längsverlaufende Spinalvenen.

2. Verhalten am Unfallort – Verhalten im Krankenhaus – Spinaler Schock

Von Dieter Stock

Verhalten am Unfallort

Wie bei jeder schweren Verletzung gilt auch bei der frischen Querschnittlähmung der erste Blick der Atmung, der erste Griff dem Puls – den vitalen Funktionen. Im Falle des nicht länger als zehn Minuten zurückliegenden Herzstillstandes sind durch Arzt und Laie unverzüglich Maßnahmen und Handgriffe der Reanimation zur Sicherstellung eines Notkreislaufes zu beginnen: Atemspende, zunächst durch Mund-zu-Mund- oder Mund-zu-Nase-Beatmung, bis ein Ambubeutel vorhanden oder eine Intubation erfolgt ist und externe Herzmassage durch Kompression des Thorax über dem Brustbein bei Lagerung auf hartem Untergrund.

Die *wirksame Erste Hilfe* ist dadurch charakterisiert, daß sie Leben erhält, eingetretene Verletzungen mindert und zusätzliche Schäden verhütet sowie Transportfähigkeit herstellt oder aufrechterhält.

Das stets mit erheblicher Gewalteinwirkung verbundene Unfallgeschehen muß sofort zur Vermutung und bald zur Erkennung einer Wirbelsäulenverletzung und Querschnittlähmung führen.

Diagnose

Der Verletzte muß sofort über den Unfallhergang und die Lokalisation von Schmerzen befragt werden. Beim Bewußtlosen ist eine Halsmarklähmung an der ausschließlichen Bauchatmung immer feststellbar, eine tiefergelegene Rückenmarkläsion wird meist erst später erkannt.

Der Verletzte muß auf fehlende Bewegungen an den oberen und unteren Gliedmaßen sowie Störungen der Gefühlsempfindung untersucht werden.

a) Liegen Lähmungserscheinungen an allen vier Gliedmaßen und am Rumpf vor bei gleichzeitiger Störung der Gefühlsempfindung von der Brustkorbwand an fußwärts sowie an Armen und Händen, ist das Rückenmark in Höhe der Halswirbelsäule verletzt – *Tetraplegie*.

b) Ist die eigentätige Beweglichkeit der Beine beeinträchtigt oder ausgefallen und liegen zusätzlich Störungen der Gefühlswahrnehmung vor, weist dies auf eine Verletzung des Rückenmarkes in Höhe der Brust- und Lendenwirbelsäule hin – *Paraplegie*.

Bergung und Lagerung

Besteht der fundierte Hinweis auf eine frische Querschnittlähmung, muß der Verletzte zunächst aufgefordert werden, sich nicht eigentätig zu bewegen und liegen zu bleiben. Bei der Bergung aus der Gefahrenzone soll überlegt vorgegangen werden; jede abrupte Bewegung und jede Abknickung der Wirbelsäule kann zu einer Verschlechterung der Verletzungen an Wirbelsäule und Rückenmark führen.

a) Bei Vorliegen einer Paraplegie – Beine taub, eigentätig nicht beweglich und meist Schmerzen im Rücken und Kreuz – heben drei Personen den Verletzten wie einen, auf einem

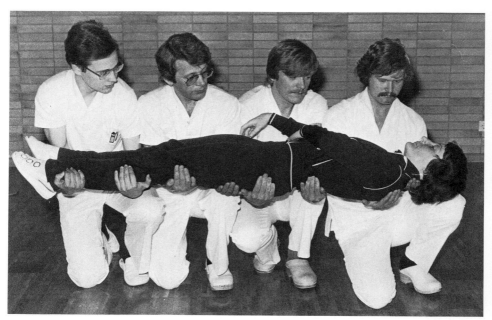

Abb. 1 u. 2: Bergen und Lagern eines Frisch-Querschnittgelähmten nach dem Gabelstaplerprinzip

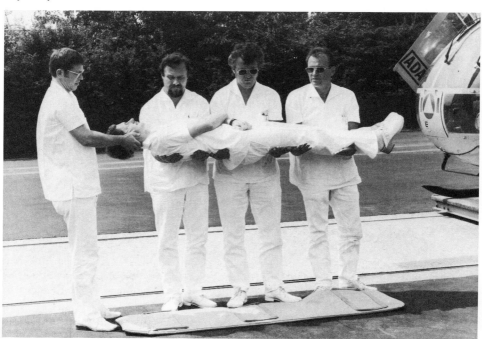

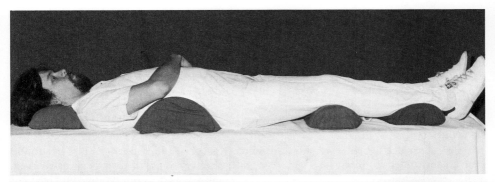

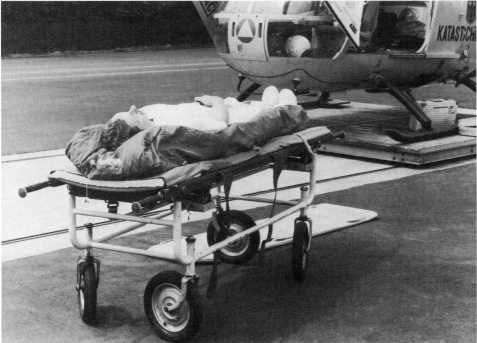

Abb. 3 u. 4: Lagerung auf Vakuummatratze sowie abstützende Nachahmung der Lordose von Hals- und Lendenwirbelsäule

Abb. 5: Der Transport auf dem Luftwege ist im Hinblick auf Schwingungs- und Stoßeinwirkung dem Transport zu Lande deutlich überlegen.

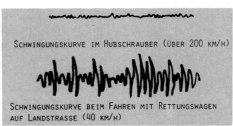

Gabelstapler liegenden Baumstamm hoch. Der eine Helfer hat beide Hände unter dem Brustkorb, der zweite unter dem Gesäß, der dritte unter den Beinen (Abb. 1 u. 2).

b) Bei Vorliegen einer Tetraplegie – Beine und Arme gelähmt und gefühllos, meist Schmerzen im Nacken – muß beim Anheben eine vierte Person, die erfahrendste, den Kopf in Mittelstellung unter Zug halten. Heben und Umlagern des Verletzten erfolgen „en bloc" auf Kommando *einer* Hilfsperson. Es sei nochmals festgestellt, daß der Verletzte niemals in der Längsachse abgeknickt oder gebeugt werden darf.

Transport

Der Transport des Frisch-Querschnittgelähmten erfolgt in Rückenlage – beim Bewußtlosen und Erbrechenden in Seitenlage – auf einer gut gepolsterten, festen Unterlage. Bewährt hat sich außerordentlich gut die Vakuummatratze. Damit kann die Lordosierung von Hals- und Lendenwirbelsäule am günstigsten unterstützt werden (Abb. 3 u. 4). Beim Frischverletzten besteht die Gefahr der Unterkühlung, er sollte mit einer Decke oder einer Isolationsfolie gegen Wärmeverlust geschützt werden. Harte Gegenstände wie Schlüssel, Metermaß, Werkzeug und dergleichen in den Taschen können auf dem Transport zu Druckschäden führen, sie sollten entfernt werden.

Dem Frischverletzten darf *weder* etwas zu *trinken* noch zu *essen* gegeben werden, da sonst bei gleichzeitig bestehender Darmlähmung mit Komplikationen zu rechnen ist.

Zur Schmerzbekämpfung sollen keine Opiate oder Abkömmlinge verabfolgt werden, um nicht begleitende innere Verletzungen zu verschleiern und vorwiegend bei Hals- und Hoch-Brustmarkgelähmten bestehende Atem- und Kreislaufstörungen zu verschlimmern.

Wenn möglich, sollte der Verletzte vom Unfallort sofort in eine geeignete Klinik, in ein Zentrum oder eine Sonderabteilung für Querschnittgelähmte gebracht werden. Der Transport mit Hubschrauber ist dem mit Krankenwagen zweifellos weit überlegen (Abb. 5).

In vielen Fällen wird jedoch ein schonender Transport mit Krankenwagen in das nächstgelegene Krankenhaus erfolgen müssen. Der anschließende Sekundärtransport in eine Querschnittgelähmtenabteilung sollte bei Entfernungen von mehr als 80 bis 100 Kilometer auf dem Luftwege durchgeführt werden. Neben der verkürzten Zeit, sind Stoßfreiheit und Schwingungsarmut wesentliche Merkmale des Transportes auf dem Luftwege. Bei sachgerechter Durchführung – regelrechter Lagerung, ständiger ärztlicher Betreuung und Behandlungsmöglichkeiten am Verletzten – sind transportbedingte Verschlechterungen der Verletzungen, auch beim Tetraplegiker nicht zu erwarten.

Verhalten im Krankenhaus

Bei Klinikaufnahme erstreckt sich die Allgemeinuntersuchung auf den gesamten Menschen.

1. Allgemein-körperliche Untersuchung
Der Frischverletzte wird auf der Krankentrage oder Spezialmatratze vorsichtig entkleidet, bereits hierbei ist auf frische Verletzungsmerkmale an der Haut wie Schürfungen, Verfärbungen sowie Knickbildungen im Bereich der Wirbelsäule zu achten. Wegen einer hohen Quote an Begleitverletzungen ist vor allem der Brustkorb gezielt zu untersuchen, um einen Hämato- und Pneumothorax, oft als Folge von Rippenfrakturen, sowie die Zwerchfellruptur auszuschließen.

Abb. 6: Schema der Innervation verschiedener, für die Höhenangabe der Querschnittlähmung wichtiger Muskeln

Tetraplegie C5
Atemvolumen vermindert. Vollständige Abhängigkeit. Rollstuhl unentbehrlich. Elektrorollstuhl indiziert.

Tetraplegie C7
Atemvolumen vermindert. Teilweise Abhängigkeit. Einsatz der Vorderarme und Hände in Form der „Funktionshand". Rollstuhl unentbehrlich. Autofahren möglich mit Handbedienung.

«Paraplegie» C8–D1
Atemvolumen vermindert. Weitgehende Unabhängigkeit. Zuschwunggang im Barren erlernbar mit stabilisierenden Kreuzschienen für die Beine. Rollstuhl unentbehrlich. Autofahren möglich mit Handbedienung.

Paraplegie D1–D2
Atemvolumen vermindert. Unabhängigkeit. Zuschwunggang im Barren mit stabilisierenden Kreuzschienen für die Beine. Rollstuhl unentbehrlich. Autofahren möglich mit Handbedienung.

Paraplegie D7
Unabhängigkeit. Zuschwung- und Vierpunktegang mit Orthesen für die Beine und mit Unterarmgehstützen. Rollstuhl unentbehrlich. Autofahren möglich mit Handbedienung.

Paraplegie D12–L1
Unabhängigkeit. Durchschwung- und Vierpunktegang mit Orthesen und zwei Unterarmgehstützen. Autofahren möglich mit Handbedienung.

Paraplegie L4
Unabhängigkeit. Laufen mit Heidelberger Winkel, wenn Streckmuskulatur am Oberschenkel ausreichend und mit 2 Unterarmgehstützen oder Fritzstöcken. Rollstuhl entbehrlich. Autofahren möglich mit Handbedienung.

Cauda equina

Muskeln
Diaphragma
C3–C4–C5
Biceps brachii
C5–C6
Triceps brachii
(C6)–C7–C8
Latissimus dorsi
C6–C7–C8

Handmuskeln
C6–C7–C8–D1
Intercostales D1–D11
Abdomini
(D6)–D7–D12–(L1)

Quadratus lumborum
D12–L1–(L2)
Psoas L2–L3
Quadriceps L2–L3–L4
Tibialis anterior
L4–L5

Schema der Innervation verschiedener wichtiger Muskeln sowie der funktionellen Möglichkeiten in bezug auf die wichtigsten Lokalisationen der Läsionen.

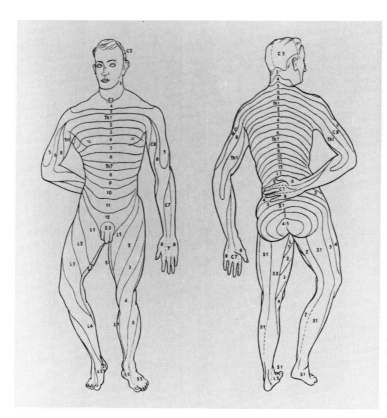

Abb. 7: Die Haut wird segmental innerviert, die Dermatome entsprechen den Wurzelsegmenten des Spinalmarkes. Das Sensibilitätsniveau dient der Feststellung der Läsionshöhe im Rückenmark.

Muskel	Segment			Funktion
Diaphragma	C3	C4	C5	Zwerchfellatmung
M.biceps brachii	C5	C6		Beugung des Ellenbogens und Supination des Unterarmes
Handgelenkstrecker	C5	C6	C7	Streckung des Handgelenks, Greif-Ersatz-Tricks
M.triceps brachii	C7	C8		Streckung im Ellenbogen
Fingermuskeln	C7	C8	T1	Fingerbewegungen
M.iliopsoas	L1	L2	L3	Beugung der Hüfte
M.sartorius	L2	L3		Beugung und Außenrotation der Hüfte
M.quadriceps femoris	L2	L3	L4	Streckung des Kniegelenks
M.tibialis anterior	L4	L5		Hebung und Supination des Fußes
M.glutaeus medius	L4	L5	S1	Stabilisierung des Beckens beim Gehen
M.glutaeus maximus	L5	S1	S2	Streckung des Hüftgelenks
Mm.peronaei	L5	S1		Hebung und Pronation des äußeren Fußrandes
M.gastrocnemius	L5	S1	S2	Streckung des Fußes
perineale und Sphinktermuskulatur	S2	S3	S4	Verschluß der Beckenorgane

Abb. 8: Segmentale Innervation einiger wichtiger Muskeln und ihre Funktion

Die Erkennung innerer Verletzungen im Bauchraum ist – meist lähmungsbedingt – infolge Fehlens der Spontan- und Druckschmerzhaftigkeit, Abwehrspannung und Darmgeräusche schwierig.

2. Neurologische Untersuchung und Befunddokumentation

Die genaue und zu wiederholende neurologische Untersuchung mit dem Ziel, die Ausfallserscheinungen nach Höhe und Ausmaß zu erkennen und auch zu dokumentieren, ist entscheidend für den weiteren Verlauf der diagnostischen und therapeutischen Maßnahmen. Geprüft und aufgezeichnet werden die Sensibilitätsstörungen nach dem bekannten Schema (Abb. 7).

Beurteilt werden weiterhin die Muskelfunktionen. Die Angaben zur Läsionshöhe sollen sich immer auf Rückenmarksegmente, *niemals* auf Wirbelkörper beziehen. Wenn es heißt: Komplette, motorische, sensible und sensorische Paraplegie unterhalb D 7, beschreibt diese Höhenangabe das letzte intakte Segment (Abb. 6 u. 8).

Komplette Halsmarkverletzungen oberhalb C 4 sind sofort tödlich, da neben der gesamten Atemmuskulatur auch das durch den Nervus phrenicus aus dem Plexus cervicalis (C 4[C 3, C 5]) innervierte Diaphragma gelähmt ist. Besteht der Verdacht auf Halsmarklähmung, ist die eigentätige Beweglichkeit der Finger, Hand- und Ellengelenke zu prüfen. So kann bei kompletter Tetraplegie unterhalb C 5 die Beugung, nicht hingegen die Streckung im Ellengelenk erfolgen. Dies ist so, da der Bizepsmuskel aus C 5 und C 6, der Trizepsmuskel aus C 6 bis C 8 innerviert werden. Gelähmt sind hierbei auch alle peripheren Arm- und Handmuskeln.

3. Röntgenuntersuchung

Diese Untersuchung zeigt Höhe und Ausmaß der Wirbelsäulenverletzung. Von den Röntgenbildern kann nicht rückgeschlossen werden auf die Schwere der ursprünglichen Verschiebung und auch nicht auf den Typ der Rückenmarkläsion. Schwere Wirbelsäulenverletzungen brauchen nicht mit Lähmungen kombiniert zu sein, komplette Lähmungen können auch ohne röntgenologisch nachweisbare Veränderungen an der Wirbelsäule vorliegen.

Funktionsaufnahmen, insbesondere der Halswirbelsäule, sollten bei Frisch-Querschnittgelähmten nicht angefertigt werden. In zahlreichen Fällen werden im Bereich C 6 bis D 1 krankhafte Befunde übersehen, da in der Aufsicht keine klare Aussage erwartet werden kann und in der Seitenansicht der gesamte Bereich nicht zur Darstellung kommt. Das Herabziehen der Schultern während des Röntgens führt meist zu dem gewünschten Abbildungsausmaß.

Immer sollte beim Frisch-Querschnittgelähmten ein Röntgenbild der Lungen angefertigt werden, um nicht die hier sehr häufig vorkommenden Begleitverletzungen zu übersehen.

4. Dringliche Laboruntersuchungen

Es gilt zunächst, Schockzustand, Blutverlust, Störungen des Kreislaufes und Stoffwechsels zu erkennen. Aufgrund der in allen Krankenhäusern gegebenen Möglichkeiten ist folgendes Sofortprogramm vom Labor zu verlangen:

Blutbild, Hämatokrit, Blutgruppe, Elektrolyte, harnpflichtige Substanzen, Blutzucker, Transaminasen, Gesamteiweiß, Blutgase.

Im Kontrollprogramm kommen neben den zuvor angegebenen Untersuchungen noch hinzu: Alkalische Phosphatase, Elektrophorese, Säure-Basen-Status, bakteriologische Untersuchung von Katheterurin, gegebenenfalls mit Antibiogramm.

Erkennen gestörter Atmungsfunktionen

Bei Lähmungen oberhalb des 5. Brustmarksegmentes, insbesondere beim Halsmarkgelähmten, bestehen primäre Störungen der Atmung durch Ausfall der Interkostalmuskulatur und der Bauchmuskulatur. Wirksame Drucksteigerungen im Brustkorb, die für ein effektives Abhusten erforderlich sind, kommen nicht zustande. So können zu den primär veränderten Atmungsfunktionen noch sekundär krankhafte Vorgänge hinzukommen. Atemnot, Zyanose, Bewußtseinsstörungen und entsprechende Blutgasveränderungen weisen auf die lebensbedrohliche Gefährdung hin und verlangen sofortiges therapeutisches Vorgehen.

Spinaler Schock

Unmittelbar nach Eintritt der Querschnittlähmung treten unterhalb der Schädigungsstelle Ausfallserscheinungen der Rückenmarkfunktionen ein, die zusammengefaßt werden unter dem Begriff des *spinalen Schocks*. Dieser steht in *keinem* Zusammenhang mit dem Volumenmangelschock. Der spinale Schock tritt außer bei der Rückenmarkverletzung bei keiner anderen Verletzung oder Krankheit auf. Die Dauer beläuft sich auf wenige Tage bis zu acht Wochen.

Erscheinungsformen des spinalen Schocks unterhalb der Querschnittlähmung:
Schlaffe Lähmung der Muskulatur,
Blasen- und Darmlähmung,
Ausfall der Fremd- und Eigenreflexe,
Fehlen der Gefäßkontrolle und der Wärmeregulation,
Einschränkung der Flüssigkeitsausscheidung,
Einschränkung der Ausscheidung harnpflichtiger Substanzen,
Herabsetzung des Gefäßwiderstandes,
Eiweißverlust,
Elektrolyt- und Säure-Basen-Verschiebungen.

Nach Abklingen des spinalen Schocks nimmt das „isolierte Rückenmark" seine Eigentätigkeit wieder auf: Der Tonus der Muskulatur kehrt langsam wieder zurück, es kommt zu Spasmen, außer bei Conus-Cauda-Läsionen. Die Kreislaufreflexe und Blutgefäßkontrollen stellen sich ein. Es treten Automatismen auf, z. B. bei der Funktion von Blase und Darm.

3. Die Behandlung des frischverletzten Querschnittgelähmten

Von Dieter Stock

Die Rehabilitation des Paraplegikers und des Tetraplegikers beginnt im Moment des Unfalls. In Kenntnis des Schweregrades der kompletten oder inkompletten, motorischen, sensiblen und sensorischen Ausfälle sowie aufgrund der Beurteilung des ganzen verletzten Menschen wird ein Behandlungsprogramm aufgestellt, immer mit der Überschrift „Wiedereingliederung in Familie, Gesellschaft und Beruf".

Es gibt heute keinen Zweifel mehr darüber, daß ein derartiges Behandlungsprogramm nicht von einem einzelnen, sondern nur interdisziplinär von einer großen Gruppe erfahrener ärztlicher, nichtärztlicher und nichtmedizinischer Fachkräfte erstellt und durchgeführt werden kann. Dem pflegerischen Bereich, repräsentiert durch Krankenschwester und Krankenpfleger sowie Pflegehilfspersonen, kommt eine gleichgroße Bedeutung und Verantwortung zu, wie dem ärztlichen und therapeutischen Bereich, wenngleich dem Arzt die Aufgabe der Koordination in der zu erfüllenden Gemeinschaftsaufgabe aufgetragen ist.

Jeder Frisch-Querschnittgelähmte bedarf der Intensivpflege. Die notwendige, meist auch sehr aufwendige Pflege erfordert einen gut eingearbeiteten, fachlich qualifizierten Mitarbeiterkreis. Regelmäßige Weiterbildung und Schulung des Pflegepersonals ist erforderlich, dies gilt um so mehr bei stärkerer Fluktuation der personellen Besetzung im Pflegebereich einer Abteilung.

1. Medikamentöse- und Infusionstherapie

Zur Beeinflussung des anfänglich in vielen Fällen eingetretenen Volumenmangelschocks, zur Sicherstellung der regulären Blutströmung und damit der Sauerstoffversorgung der Gewebe sind Plasmaexpander-, Humanalbumin- und Elektrolytlösungen geeignet. Bei Übertransfusion besteht die Gefahr des Lungenödems. Überhaupt bedarf die Infusions- und medikamentöse Behandlung gerade beim Frisch-Querschnittgelähmten der strengen klinischen Beobachtung durch den Arzt. Dieser wird sich außer an klinischen Merkmalen auch an Ergebnissen fortlaufender labor-chemischer Untersuchungen orientieren.

Zur Beeinflussung der Rückenmarkschwellung erfolgen dehydrierende Maßnahmen (Sorbid, Mannit, Furosemid, Kalium-canrenoat); in letzter Zeit hat sich die Gabe von Dexamethason ($\frac{1}{2}$ mg/kg Körpergewicht/Tag) durchgesetzt, selbstverständlich ist hierbei die erhöhte Neigung zu Blutungen im Magen-Darm-Kanal zu beachten. Weiterhin tragen Dextran 40-Infusionen dazu bei, die Mikrozirkulation im verletzten Rückenmarkbereich zu verbessern. Die genannten dehydrierenden Behandlungsmaßnahmen werden in der Regel ab Unfalltermin bis zum fünften Tag einschließlich durchgeführt.

Über die Anwendung von hyperbarem Sauerstoff fehlen derzeit noch verwertbare Aussagen größerer Statistiken.

Sowohl beim Paraplegiker als auch beim Tetraplegiker werden auffallend gehäuft eine Anämie und ein Eiweißmangel beobachtet. Die Anämie wird zurückgeführt auf umfangreiche Blutergußbildungen im Verletzungsbereich der Wirbelsäule und vorhandener Begleitverletzungen, aber auch auf eine Störung der Blutbildung infolge Ausfall oder Beeinträchtigung der vegetativen Innervation. Sind Bluttransfusionen nicht indiziert, werden Eisen- und Salzsäure-

Präparate verabreicht. Der Eiweißmangel verlangt späterhin eine eiweißreiche Ernährung, daneben die für die Eiweißsynthese erforderlichen Aminosäuren.

Da stets die Gefahr der Entstehung eines Streßulkus am Magen oder Zwölffingerdarm mit oft lebensbedrohlicher Blutung besteht, hat sich eine Prophylaxe (Anacida, Gel-Präparate, Histaminblocker, Vitamin-A-Substanzen) bewährt. Während eine prophylaktische Antibiotikum-Therapie beim Paraplegiker nicht angezeigt ist, ist sie in vielen Fällen beim Tetraplegiker zur Pneumonieverhütung angebracht, da bei der allein verbliebenen Zwerchfellatmung gehäuft Atelektasen und Sekretstau zu erwarten sind. Sekretolytika verbessern die Bedingungen für die Sekretentfernung.

Eine kardiale Therapie mit Digitalis-Präparaten ist dann erforderlich, wenn klinische und röntgenologische Merkmale der Herzinsuffizienz beobachtet werden. Neben dem Arzt sollten auch Schwester und Pfleger auf die bekannten Symptome der Herzinsuffizienz (Zyanose der Lippen und Akren, Störungen der Atmung, Anasarka und Beinödeme) achten und derartige Beobachtungen an den Arzt weitergeben.

Beim Tetraplegiker werden häufig lebensbedrohliche Bradykardien bis hin zur Asystolie beobachtet, meist kommt es zu diesen Komplikationen beim Umlagern oder beim Absaugen. Diese Zwischenfälle können beseitigt und vermieden werden durch eine Therapie mit Alupent®. Bei gehäuftem Auftreten hat sich die Implantation eines Herzschrittmachers bewährt.

Da beim Frisch-Querschnittgelähmten in den ersten Wochen ein erhöhtes Risiko einer Thrombo-Embolie im Bein- und Beckenbereich besteht, wird eine Prophylaxe zunächst mit Heparin (3 – 4 × 5000 Einheiten/d), späterhin mit Dicumarol-Präparaten durchgeführt. Zur Verbesserung der Wirksamkeit wird auch die Verbindung von Heparin mit Dihydroergotamin (2 × 0,5 mg/d) angegeben. Als Kontraindikation gelten der Hämatothorax, die Hirnverletzung und schwere Begleitverletzungen.

Analgetika sind meist in den ersten Tagen erforderlich, auf Opiate und deren Abkömmlinge kann, von Ausnahmen abgesehen, verzichtet werden.

2. Versorgung von Begleitverletzungen

Da bei 50 Prozent der Querschnittgelähmten „Begleitverletzungen" beobachtet werden, ist nach diesen intensiv zu fahnden. Erschwert wird dies dadurch, daß der Schmerz am Stamm und den Gliedmaßen unterhalb der Rückenmarkläsion fehlt. Allen äußeren Verletzungsmerkmalen, wie Schwellung, Prellmarke und insbesondere einer Gelenk- oder Achsfehlstellung an den Gliedmaßen ist in Kenntnis des Unfallmechanismus diagnostisch nachzugehen.

Für die Klärung eines Schädel-Hirn-Traumas (ca. 20 Prozent) sind die ohnehin fehlenden Gliedmaßenreflexe nicht verwertbar. Eine fachneurologische Beurteilung jeder Bewußtseinsveränderung beim Querschnittgelähmten ist unbedingt erforderlich, da eine derartige Veränderung nicht zur Symptomatik der Querschnittlähmung gehört.

Am Brustkorb werden die häufigsten Begleitverletzungen (35 bis 40 Prozent) beobachtet. Bei Verletzungen im Brustabschnitt der Wirbelsäule sind Rippenbrüche beinahe obligatorisch. Liegt ein Hämato-oder Pneumothorax vor, ist frühzeitige Punktion bzw. rechtzeitige Entlastung mit Bülau-Drainage notwendig. Bei stark dislozierten Rippenfrakturen sowie bei instabilem Thorax kann dessen Stabilisierung z. B. durch Plattenosteosynthese mehrerer Rippen erforderlich werden, da sonst die Drehbehandlung beeinträchtigt ist und Atemfunktionsstörungen drohen.

Intraabdominelle Verletzungen sind auffallend selten (ca. 5 Prozent). Die Diagnostik, insbesondere kleinerer Verletzungen im Bauchraum, ist schwierig, die Symptome verbergen sich unter der Darmlähmung im spinalen Schock, Spontan- und Druckschmerz sowie Abwehrspannung fehlen meist im Lähmungsbereich. Erst ein Temperaturanstieg, das Ausbleiben der Peristaltik am zweiten oder dritten Tag sowie labor-chemische Veränderungen, wie Absinken des Hämoglobins und Ansteigen der Leukozytenzahl, geben erste Hinweise für die Notwendigkeit einer Laparotomie. Bei Verletzungen der Wirbelsäule im Brust- und Lendenabschnitt täuscht in vielen Fällen das meist ausgedehnte retroperitoneale

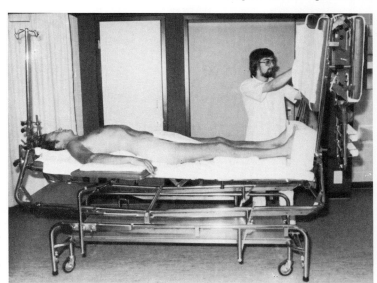

Abb. 1: In Rückenlage sind die Hüft- und Kniegelenke gestreckt, die Füße in 90 Grad Stellung. Das Unterlegen eines halbrunden Schaumstoffteiles in Höhe der Wirbelsäulenverletzung bewirkt die gewünschte, leichte Überstreckung

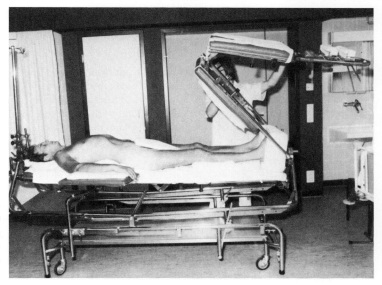

Abb. 2: Vorbereitung des Drehvorganges von der Rückenlage in die Bauchlage durch Auflegen des Sandwich-Teiles

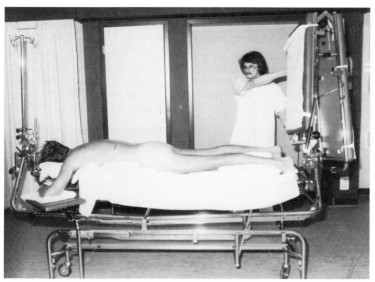

Abb. 3: Der Drehvorgang ist beendet

Hämatom intraabdominelle Organläsionen vor. Größere Organverletzungen an Leber und Milz werden an einer akuten Verschlechterung des Allgemeinzustandes und an den klinischen sowie labormäßig zu erfassenden Zeichen des Blutverlustes meist rasch erkannt. Eine einfache, aussagekräftige und komplikationsarme Beurteilung ist mit Hilfe einer diagnostischen Peritonealspülung (Lavage) in den meisten Fällen möglich.

Extremitätenverletzungen sind mit ca. 40 Prozent der Begleiterscheinungen häufig und werden grundsätzlich behandelt wie bei Nichtgelähmten. Da sich die Anwendung jeglicher Gips- oder Schienenverbände im Lähmungsbereich wegen der Gefahr der Drucknekrosenbildung verbietet, sind Osteosyntheseverfahren, die mindestens zu einer Übungsstabilität führen, angezeigt.

3. Atemwege – Pflege und Behandlung

Atemfunktionsstörungen, insbesondere bei Lähmungen vom 5. Brustmarksegment aufwärts, sind in der Lage, akut das Leben zu bedrohen, bedingt durch plötzlichen Ausfall der Interkostal- und Bauchmuskulatur. Der Brustkorb befindet sich in Einatmungsstellung, zum effektiven Abhusten wirksame Drucksteigerungen im Brustkorb kommen nicht zustande. Folgen können sein die Hypoventilation, die Eindickung des Bronchialsekrets und schließlich die hypostatische Pneumonie.

Beim aktiven Atemtraining durch die Krankengymnastin helfen Angehörige des Pflegepersonals dadurch mit, daß sie mit Unterarmen und Händen von beiden Seiten Druck auf die Bauch- und untere Brustkorbregion ausüben. Mit Hilfe dieser „Bronchialtoilette" kann der Patient besser abhusten, die Vitalkapazität kann ständig erhöht werden. Das aktive Atemtraining kann wirksam ergänzt werden durch zwei weitere Maßnahmen:

Atemtraining mit Hilfe des Giebelrohres.

Hierbei wird der Totraum vergrößert und durch arteriellen und alveolären Anstieg der Kohlensäurekonzentration das Atemzentrum wiederum angeregt. Das Verfahren ist einfach, nach Anleitung führt es der Patient alleine aus.

Atemtraining durch intermittierenden Überdruck.
Hierbei wird durch ein geeignetes Gerät (z. B. Bird Mark 8) ein positives Druckniveau entwickelt, die Lungen werden passiv ausgedehnt, Sekretbrücken in den Bronchien gesprengt und auf diese Art verstopfte Alveolen wieder belüftet. Mit dem anzufeuchtenden Inhalationsgas können sekretverflüssigende Medikamente vernebelt werden. Das eventuell erforderliche Absaugen der Atemwege ist beim Halsmarkgelähmten unter Umständen längere Zeit erforderlich. Schwester und Pfleger sollten neben den zu beachtenden Maßregeln der Antisepsis wissen, daß es durch Vagusreiz zum reflektorischen Herzstillstand bei diesen Behandlungen kommen kann.

Ergänzt schließlich werden die atemgymnastischen Maßnahmen durch eine sorgfältige permanente Dreh- und Lagerungsbehandlung. Nur in seltenen Fällen ist eine Tracheotomie angezeigt.

4. Lagerung

Zur Vorbeugung eines Dekubitus wird der Patient unter Berücksichtigung der Art und Lokalisation der meist begleitenden Wirbelsäulenverletzung und in genauer Kenntnis der neurologischen Ausfälle auf einem Drehbett in Sandwich-Bauweise (Abb. 1–3) oder auf verschiebbaren Schaumgummiquadern, den sogenannten Dekubex-Matratzen, gelagert. Die Industrie bietet darüber hinaus eine Vielzahl von Spezialbetten an, die in Einzelfällen Verwendung finden mögen. Gefordert wird, daß die Wirbelsäule in Höhe der Verletzung keine Abknickung während der Zeit der knöchernen Festigung erleidet und eine permanente, völlige Entlastung der Weichteile im Drei- oder Vier-Stundenrhythmus bei Tag und Nacht erfolgen kann.

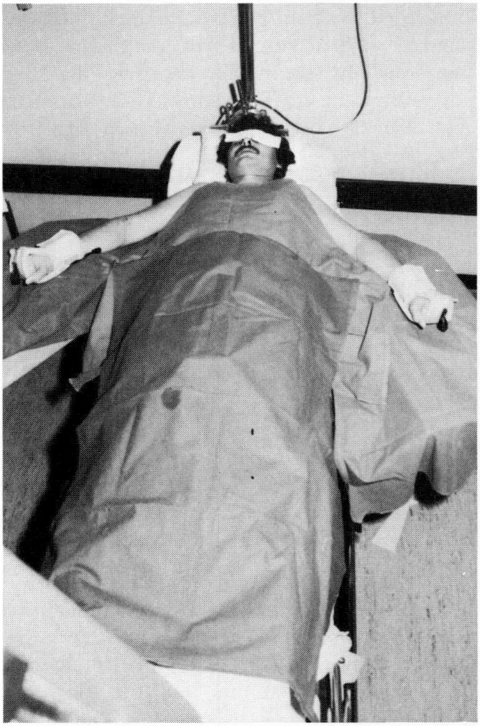

Abb. 4: Lagerung der oberen Gliedmaßen beim Tetraplegiker

Wird ein Drehbett benutzt, so ist *eine Pflegeperson* in der Lage, das Drehen des Verletzten in Rücken- und Bauchlage durchzuführen.

a) Lagerung der unteren Gliedmaßen beim Para- und Tetraplegiker:
Hüftgelenke gestreckt und 10 Grad abgespreizt
Kniegelenke gestreckt
O-Stellung des oberen Sprunggelenks

b) Lagerung der oberen Gliedmaßen beim Tetraplegiker:
Schultergelenke 30 Grad abduziert und 20 Grad vor – hoch angehoben
Ellenbogengelenke gestreckt bei gleichzeitiger Auswärtsdrehung der Hand, im Wechsel
Ellenbogengelenke 60 Grad gebeugt bei gleichzeitiger Innendrehung der Hand
Handgelenke 30 Grad gestreckt
Grundgelenke der Langfinger 90 Grad gebeugt
Mittelgelenke der Langfinger 90 Grad gebeugt und Endgelenke gestreckt
Daumen adduziert, leicht opponiert, im Grund- und Endgelenk gestreckt (Abb. 4)

Auf die Lagerung der Arme und insbesondere der Hände ist beim Tetraplegiker größtes Augenmerk zu richten, da deren spätere Funktion letztendlich entscheidet über das gesamte zu erreichende Rehabilitationsziel.

Tetraplegiker mit einer Läsion unterhalb C 5/6 können durch die erhaltene Streckbewegung im Handgelenk bei gleichzeitiger speichenwärtiger Abwinklung (Musculus extensor carpi radialis) eine recht gute Griffunktion erreichen (sogenannte Funktionshand). Dies kommt dadurch zustande, daß die Beugesehnen der Langfinger passiv angespannt werden und so die Fingergelenke zum passiven Faustschluß gebeugt werden. Zur Vorbereitung der „Funktionshand" werden von einem möglichst frühen Zeitpunkt an von der Ergo-Therapeutin individuell für die rechte und linke Hand des Tetraplegikers sogenannte Beugehandschuhe angefertigt, die am Tag mehrfach für insgesamt sechs Stunden angelegt werden (Abb. 5 und 6). Auf Druckschädigungen der Weichteile ist zu achten.

5. Konservative Behandlung der Wirbelsäulenverletzung

a) Halswirbelsäule
In den weitaus meisten Fällen ist der Bereich zwischen dem 5. und 7. Halswirbelkörper verletzt. Die Art der Behandlung richtet sich nach dem Ausmaß der röntgenologisch festgestellten Verletzung. Einseitige oder doppelseitige, teilweise oder vollständige Verrenkungen und Verrenkungsbrüche werden sofort in Allgemeinnarkose und Muskelerschlaffung reponiert. Zuvor wird am Schädel eine Crutchfield-Klammer angebracht, mit deren Hilfe die Einrichtung erleichtert und die nachfolgende Ruhigstellung bei gleichzeitiger Entlastung der Wirbelsegmente gewährleistet wird. Durch Herstellung einer Hyperextension in Höhe der Wirbelsäulenverletzung ist eine bestmögliche Aufrichtung des verletzten Wirbels erreicht. Die konsequente Drehbehandlung kann bei Lagerung im Sandwich-Drehbett unter Dauerzug mit Hilfe der Crutchfield-Klammer über einen Zeitraum von ca. sechs Wochen uneingeschränkt durchgeführt werden. Die nachfolgende Abstützung mit starrer Halskrawatte für weitere zwei bis vier Wochen kann erforderlich sein.

b) Obere und mittlere Brustwirbelsäule
Einrichtungen, auch sofort nach Klinikaufnahme, führen meist nicht zu einer wesentlichen Stellungsverbesserung. Durch eine Lagerung mit halbrundem Schaumstoffteil, der in Rückenlage in Höhe der Verletzung zu einer Überstreckung führt, tritt meist nach ca. sechs Wochen belastungsfähige Stabilität ein, unterstützt durch die Starrheit der benachbarten Brustkorbregion.

c) Untere Brustwirbelsäule und Lendenwirbelsäule

Grobe Fehlstellungen werden sofort reponiert mit Längszug im dorsalen oder ventralen Durchhang, wiederum in Allgemeinnarkose und Muskelerschlaffung. Bei nur geringgradiger Verschiebestellung in Höhe des zumeist vorliegenden Verrenkungsbruches ist in vielen Fällen die Aufrichtung durch Lagerung (Überstreckung mit Verwendung entsprechend hoher halbrunder Schaumstoffteile) ausreichend. Die Dauer der Flachlagerung richtet sich nach dem Verletzungsausmaß, meist kann nach 12 Wochen mit der Belastung der Wirbelsäule und der Mobilisierung des Patienten begonnen werden. Die Anwendung eines Gipsbettes oder das

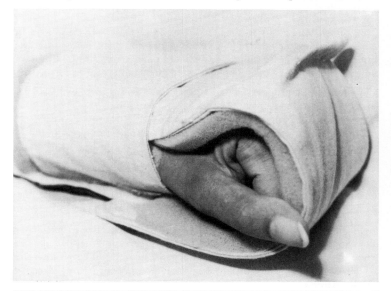

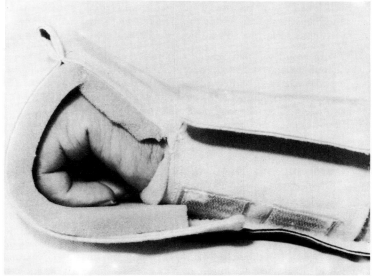

Abb. 5 und 6: Angelegter Beugehandschuh in der gewünschten Stellung der Hand und der Finger

Anbringen eines Gipsmieders, auch eines Dreipunktestützkorsetts, verbietet sich zumeist, da die Gefahr der Dekubitusentstehung groß ist.

6. Gelähmte Blase und Darmtätigkeit

Da nach wie vor beim Querschnittgelähmten die Pyelonephritis mit späterem Nierenversagen die weitaus häufigste Todesursache darstellt, kommt der äußerst gewissenhaften Entleerung der gelähmten Blase eine besondere Bedeutung zu. Die Blase mit Hilfe des Dauerkatheters zu entleeren, gehört der Vergangenheit an, da die unweigerliche Folge eine bakterielle Harnwegsinfektion, in vielen Fällen eine Harnröhrenfistel, eine Nebenhodenentzündung, das Enstehen von Blasensteinen sowie die Ausbildung einer Schrumpfblase ist. Die Harnblase wird in entsprechenden Zeitabständen, zumeist vierstündlich, intermittierend durch Katheterismus entleert, wobei die jeweilige Harnmenge nicht mehr als 400 ml betragen sollte. Die täglich aufzunehmende Flüssigkeitsmenge sollte nicht unter drei Liter liegen.

Für die Anwendung des Dauerkatheters gibt es nur zwei Indikationen:
a) die Oligo- oder Anurie zur exakten Bilanzierung,
b) frische Verletzungen der Harnröhre.
Während der massiven dehydrierenden Therapie ist eine suprapubische Fistelableitung die geeignete Maßnahme.

Um eine Infektion der ableitenden Harnwege zu vermeiden, muß der Blasenkatheter im „Non-Touch-Verfahren" unter sterilen Bedingungen in die Harnröhre eingeführt werden (Abb. 7 bis 10). Kathetersets werden von der Industrie zur Verfügung gestellt, es finden auch in der Klinik zusammengestellte und sterilisierte Sets Verwendung.

Beim Beobachten der ersten Reflexe ist mit dem Blasentraining zu beginnen, d. h. die Bauchdecke wird zwischen Nabel und Symphyse in regelmäßigen Abständen beklopft, und zwar mehrmals in kurzen Zeitabständen vor dem jeweiligen Katheterisieren. Eine prophylaktische Behandlung mit Antibiotika ist nicht angezeigt, nach eingetretenem Infekt wird eines der im Antibiogramm von Katheterurin als empfindlich ausgetesteten Antibiotika verabreicht. Zusätzlich sollte die Trinkmenge kurzzeitig auf vier bis fünf Liter täglich erhöht werden, um eine mechanische Reinigung der ableitenden Harnwege zu erreichen. Daneben erfolgt eine Ansäuerung des Harnes, soweit dies erforderlich ist.

Der Darm ist im spinalen Schock atonisch. Auf eine orale Nahrungs- und Flüssigkeitsaufnahme muß in den ersten 48 Stunden verzichtet werden. Vom zweiten Tag nach dem Unfall an werden die Darmperistaltik schonend anregende Medikamente (Bepanthen®, Ubretid®, Prostigmin®, hypertonische Kochsalzlösung) verabfolgt. Bei starkem Meteorismus sind Magensonde und in seltenen Fällen eine vorsichtige Kolonmassage angebracht. Bei Einläufen oder den Enddarm ausräumenden Manipulationen ist Vorsicht geboten, ohnehin ist dies nur in seltenen Ausnahmefällen erforderlich.

7. Krankengymnastik

Beim Frisch-Querschnittgelähmten ist eine vierfache Aufgabenstellung für die Therapeutin von Wichtigkeit:
a) Beim Hals- und Hoch-Brustmarkgelähmten befindet sich der Brustkorb in Einatmungsstellung. Um eine größere Effektivität bei der Aufnahme von Sauerstoff und der Abatmung von Kohlensäure zu erzielen, muß der Brustkorb wiederholt passiv in Ausatmungsstellung gebracht werden. Zahlreiche Male täglich werden Ein- und Ausatmung im Rahmen eines umfassenden, aktiven Atemtrainings durch die Therapeutin unterstützt. Außerordentlich

bewährt hat sich die maschinelle Unterstützung der eigentätigen Atmung mit dem Bird-Gerät. Ohne jeden Zweifel ist es jedoch die Kombination zahlreicher atmungsunterstützender Maßnahmen, welche eine bestmögliche Atmung gewährleisten und zusätzliche Komplikationen verhüten.

b) Durch Lähmung der Interkostalmuskulatur und fehlende Bauchpresse kommt eine wirksame Drucksteigerung im Brustkorb nicht zustande, ein Abhusten ist nicht möglich oder deutlich beeinträchtigt. Über die Wichtigkeit des „passiven Abhustens" im Rahmen der

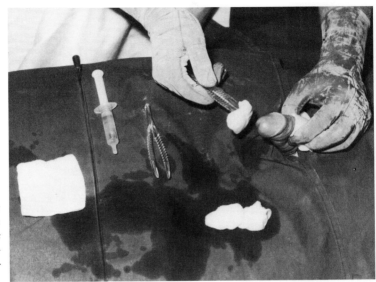

Abb. 7: Zunächst steriles Abdecken und Reinigung des Harnröhrenausganges mit einem Desinfizienz

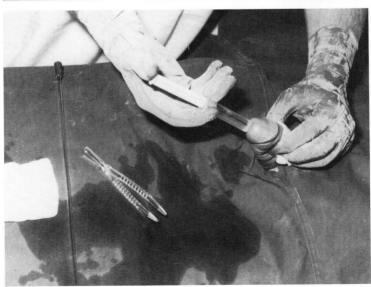

Abb. 8: Instillation eines Gleitmittels in die Harnröhre

"Bronchialtoilette" zur Unterstützung der aktiven Atemtherapie wurde bereits unter Position 3 hingewiesen.

c) Unter Beachtung der erforderlichen Ruhigstellung der Wirbelsäulenverletzung werden die gelähmten Gliedmaßenabschnitte unter Einschluß der Finger und Zehen im physiologischen Bewegungsausmaß regelmäßig passiv durchbewegt. Dies verhindert Kontrakturen der Gelenke, dient einem Training des Kreislaufes und dem Erreichen einer bestmöglichen Atemfunktion und es bedeutet einen wesentlichen Beitrag der Thrombose-Prophylaxe.

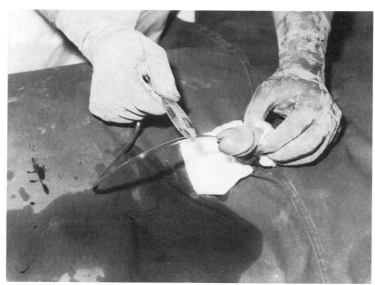

Abb. 9: Einführen des sterilen Einmalkatheters mit der zweiten zur Verfügung stehenden Pinzette

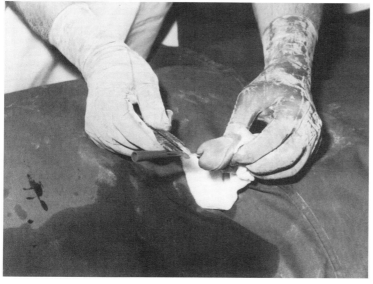

Abb. 10: Der Katheter ist unter den geforderten Kautelen in die Blase eingeführt und es wird zur Ableitung des Urins nun ein Auffangbeutel angeschlossen

d) Die Muskulatur oberhalb der Rückenmarkläsion wird auftrainiert und gekräftigt. Auch dies dient der Stabilisierung des Kreislaufes und schafft die Voraussetzung für das später notwendige Stützen auf Barrenholmen und Gehhilfen im Rahmen des Steh- und Gehtrainings. Soweit es die Wirbelsäulenverletzung zuläßt, werden unterstützend benutzt: Hanteln, Expander und Baligerät.

8. Ergotherapie

Der Paraplegiker sollte, solange eine Flachlagerung bis zur knöchernden Ausheilung der Wirbelsäulenverletzung erforderlich ist, mit Unterstützung der Therapeutin lernen, sich zu beschäftigen und eventuell drohende Langeweile zu verhindern. Flechten sowie kleinere handwerkliche Betätigungen, vorwiegend in Bauchlage, sind angebracht; zu einer deutlichen Muskelkräftigung sind diese ablenkenden Beschäftigungen kaum geeignet. Lesen in Rückenlage, Essen und Fernsehen wird durch Benutzung der Prismen-Brille erleichtert (Abb. 11).

Wesentlich mehr an zeitlichem und persönlichem Engagement erfordert die Behandlung des Tetraplegikers. Von Anfang an wird bei allen Maßnahmen das funktionelle Ziel angestrebt: Größtmögliche Unabhängigkeit von fremder und technischer Hilfe. Voraussetzung hierzu ist jedoch, daß keine Beugekontrakturen oder einer späteren Funktion hinderliche Fehlstellungen der Gelenke von Hand und Fingern eintreten.

Da dem Tetraplegiker oft über viele Wochen der gleiche Bildausschnitt des Zimmers vorgegeben ist, kommt bei ihm der Prismen-Brille zur Erweiterung des Blickfeldes eine besondere Bedeutung zu.

Abb. 11: Die Prismen-Brille ermöglicht eine Erweiterung des Blickfeldes

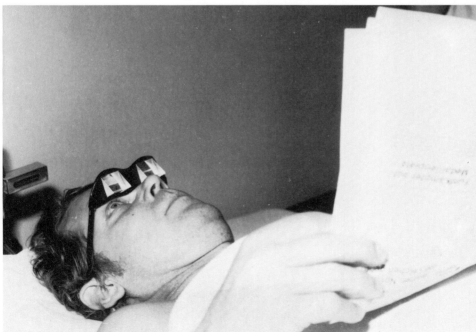

Über Sinn und Zweck der mehrfach täglich anzulegenden Beugehandschuhe wurde bereits unter Position 4 hingewiesen.

Mechanische und elektrische Lesegeräte ermöglichen es dem Tetraplegiker, Buch- oder Zeitschriftenseiten umzublättern und damit wenigstens hierbei ohne ständige fremde Hilfe auszukommen.

Die Therapeutin ist wesentlich beteiligt bei der Nahrungs- und Flüssigkeitsaufnahme des Tetraplegikers. Allmählich wird sie je nach Restfunktion der Arme das aktive Eßtraining beginnen können, zuvor fertigt sie die erforderlichen Eß- und Trinkhilfen an.

Daneben wird meist noch im Drehbett mit Schreibübungen unter Verwendung von Schreibhilfen begonnen, sinnvoll sind weiterhin Greifübungen sowie einfache handwerkliche Tätigkeiten.

4. Intensivmedizinische und anästhesiologische Versorgung des frischverletzten Halsmark- und Hoch-Brustmarkgelähmten

Von Thomas Gürtner

1. Allgemeine Aspekte der Intensivmedizin

Notfall- und Intensivmedizin sind sich ergänzende Teilbereiche der Versorgung lebensbedrohlich Kranker mit Störungen der Vitalfunktionen. Das grundsätzliche Anliegen der Rehabilitation Querschnittgelähmter ist die größtmögliche Nutzung der verbliebenen Funktionen nach dem Trauma. Die Wiederbelebungszeit des Rückenmarkes ist vergleichsweise ebenso kurz wie die des Gehirns (maximal 10 Minuten). Neben der Aufrechterhaltung der Vitalfunktionen ist eine der wichtigsten intensivmedizinischen Maßnahmen bei frisch Rückenmarkverletzten die Verhinderung des posttraumatischen Sekundärschadens der Teile des Rückenmarks, die durch den Unfall nicht zerstört wurden. Die Notfall- und Intensivmedizin bilden somit die ersten Glieder der langen Rehabilitationskette.

Meine Aufgabe ist es, auf den Stellenwert der Intensivmedizin einschließlich intensivmedizinischer Labordiagnostik und anästhesiologischer Probleme, vor allem in der Akutphase bei frischen Halsmark- und hohen Brustmarkverletzten, hinzuweisen. Zur Intensivmedizin gehören Intensivbehandlung, Überwachung und Intensivpflege rund um die Uhr. Die Intensivmedizin ist sehr raum-, apparate- und personalintensiv.

1.1 Intensivbehandlung und Überwachung

Streng genommen ist bereits die Notarzttätigkeit als Intensivmedizin im außerklinischen und poliklinischen Bereich zu betrachten. Zu den größten Fortschritten der modernen Medizin gehören die Vereinfachung und Vereinheitlichung der Wiederbelebungsverfahren. Bei jedem akuten Atem- und Kreislaufstillstand, unabhängig von der auslösenden Ursache, sind die lebensrettenden Sofortmaßnahmen die gleichen und sofort am Notfallort auszuführen. Vom Notarzt wird aber nicht nur verlangt, daß er die Herz-Lungen-Wiederbelebung beherrscht, sondern auch in der Diagnostik und in der Behandlung des Grundleidens erfahren ist. Es ist entscheidend, daß zum Beispiel bei einem vital gefährdeten Notfallpatienten die Diagnose einer Querschnittlähmung möglichst frühzeitig gestellt wird, damit umgehend eine optimale Therapie eingeleitet werden kann. In geeigneten Fällen kann eine neurochirurgische Intervention, die allerdings eine subtile Diagnostik voraussetzt, eine drastische Verbesserung des Zustandes des Patienten erbringen (siehe Kapitel 5).

Nach allgemeiner Übereinkunft der Krankenhausärzte werden diejenigen Patienten auf die Intensivstation verlegt, die schwerste akute Bedrohung und/oder Ausfälle vitaler Funktionen zeigen, die aber grundsätzlich reversibel sind. Dazu gehören also nicht Endzustände von Krankheitsabläufen, bei denen mit keiner der derzeitigen Methoden auf kürzere Sicht das Leben erhalten werden kann. Vitale Funktionsstörungen, die einer intensivmedizinischen Behandlung bedürfen, sind aus unfallchirurgischer Sicht:

- nicht ausreichende Spontanatmung,
- durch einfache Volumensubstitution nicht zu behebende Herz-Kreislaufinsuffizienz,
- tiefe Bewußtlosigkeit mit Ausfall der Schutzreflexe und Gefahr der Aspiration,
- schwere Störung der Thermoregulation, zum Beispiel bei Querschnittverletzten,
- massive Entgleisung des Stoffwechsels beziehungsweise des Wasser-, Elektrolyt-, Säuren-Basen-, Eiweiß- und Kalorien-Haushalts
- schwere Störungen im Blutgerinnungssystem,
- lebensbedrohliches Versagen der großen parenchymatösen Organe (Leber, Niere, Pankreas) sowie endokrine Comata und Intoxikationen,
- chirurgische Infektionskrankheiten (Gasbrand und Tetanus),
- frische, komplette Halsmark- und hohe Brustmarkverletzungen, Polytraumata mit Schocklunge usw.

Im wesentlichen unterscheidet die Ausweitung der Technologie und der prognostischen Perspektiven die moderne Intensivmedizin von der historischen:

1.1.1 Ausweitung der Technologie

Der Einbruch technischer Methoden zur Beseitigung vitaler Funktionsausfälle führte zur Spezialisierung, die einen bestimmten Typ von Stationen hervorgebracht hat, die sogenannte Intensivstation. Auch unter dem Gesichtspunkt der pflegerischen Betreuung wird vom nichtärztlichen Personal mehr Spezialwissen und -können verlangt als früher, was zur Weiterbildung zu einer sogenannten Fachschwester oder eines Fachpflegers für Intensivmedizin führte.

Der technische Einsatz betrifft den diagnostischen und den therapeutischen Sektor. Voraussetzung für die Behandlung ist die rasche Erfassung diagnostischer Kriterien, aus denen die Indikation zur Therapie abgeleitet wird. Hier soll die ständige und unmittelbare Krankenüberwachung an erster Stelle genannt werden. Sie muß den Gesamtzustand des Patienten im Auge haben: Bewußtseinslage, Hirnnerven- und Rückenmarkfunktionen, Reaktionsvermögen, Gesichtsfarbe, Durchblutungsgröße, Pulsqualität, arterieller Druck, Venendruck, – kurzum, die Erfassung einfacher klinischer Zeichen, die auch im Zeitalter der Elektronik als diagnostische Kriterien an Bedeutung nicht verloren haben, da am Krankenbett die Klinik immer noch führend ist.

Darüber hinaus gilt die Überwachung auch den technologischen Methoden der apparativen Therapie, zum Beispiel des Respirators, der Sauerstoffzufuhr, des Atemgasbefeuchters, der Temperaturüberwachung (insbesondere bei zentralen Regulationsstörungen im Bereich des Rückenmarkes), der Infusion mit Infusomaten und Bluttransfusionen mit Blutwärmern usw. Ohne Zweifel können zahlreiche bedeutsame Parameter apparativ besser als durch die klinische Beobachtung erfaßt werden. Das gilt vor allem für Rhythmusstörungen des Herzens (durch das EKG), Venendruck, arteriellen Blutdruck, die Atemfrequenz usw., so daß Monitorsysteme unerläßlich sind, so sehr sie auch mit dem Odium der Apparatemedizin belastet sind. Die moderne Therapie des akuten muskulären Herzversagens mit Vasodilatantien ist ohne invasive Meßverfahren, also ohne Erfassung des Venendruckes, des Pulmonarteriendruckes, des pulmonalen kapillären Verschlußdruckes, des Herzzeitvolumens und des arteriellen Druckes nicht exakt durchführbar. Ebenso bedürfen Wasser-, Elektrolyt- und Säuren-Basen-Haushalt einer laufenden umfangreichen Laborkontrolle, die erst eine adäquate Therapie ermöglicht.

Die Intensivmedizin ist also bei aller Intensität pflegerischer und ärztlich-menschlicher Bemühungen ein stark technisch apparativ bestimmter Bereich. Es ist darum nicht erstaunlich, daß diesem Verfahren gegenüber Skepsis, Kritik und Ablehnung besonders deutlich von seiten der öffentlichen Medien ausgesprochen worden sind.

1.1.2 Prognostische Perspektiven

Die Frage der Prognose, d. h. konkret: „Wird der Patient überleben? Welche Organsysteme sind reversibel oder irreversibel geschädigt?" führt in den Bereich zukünftiger Aufgaben und Entwicklungstendenzen der Intensivmedizin. Vordergründig sollten Früherfassung und Früherkennung von vitalen Bedrohungen sein, die vor Manifestation definitiver Ausfälle von Organfunktionen bereits zu therapeutischen Handlungsanweisungen führen müssen. Wir müssen lernen, aus dem Ablauf der klinischen Symptomatik und aus Befundmustern den Trend der Krankheitsentwicklung zu erfassen. Vielfach geschieht dies bereits wie bei der Bestimmung respiratorischer Funktionsgrößen anhand der Messung von Blutgasen (pO_2, pCO_2, pH, O_2-Sättigung), des Shunt-Blutes, der Compliance und der Resistance. Auch im Kreislaufbereich bieten zentraler Venendruck, Pulmonalarteriendruck, Lungenkapillardruck, Herzzeitvolumen, arterieller Druck, Herzfrequenz und Parameter der Mikrozirkulation Anhaltspunkte, die, in kurzen Abständen gemessen, wertvolle prognostische Zeichen darstellen können. Schwieriger sind prognostische Anzeichen bei langsamen Reaktionsabläufen, zum Beispiel bei septischen Prozessen, Leberausfall, Magen-Darm-Atonie, Blasen-Mastdarm- und Urogenitalfunktionsstörungen nach Querschnittverletzungen, Pankreasnekrose und Niereninsuffizienz, zu gewinnen. Hier sollten in ständiger Auswertung unsere Erfahrungen nach Befundkonstellationen abgefragt werden, die eine frühere prognostische und therapeutische Entscheidung ermöglichen. In diesen Bereich gehört auch der Einsatz computergestützter Erfassungen des Herzens (besonders bei der Analyse von Rhythmusstörungen) und der Lunge (ARDS[1]), um zum Beispiel eine akute respiratorische Insuffizienz möglichst früh zu diagnostizieren. So ist es bereits möglich, durch Kombination von zahlreichen Meßwerten Angaben zu machen, die den Trend der Krankheitsentwicklung früher und zuverlässiger erkennen lassen, als bisher die klinischen Symptome.

Unbefriedigend ist immer noch die Therapie oder die Prophylaxe der akuten respiratorischen Insuffizienz, der sogenannten Schocklunge (ARDS), bei der eine frühzeitige Überdruckbeatmung mit PEEP, ASB und CPAP[2] sowie eine antiödematöse Behandlung inklusive Flüssigkeitsrestriktion die Prognose zu bessern scheinen. Leber und Pankreasnekrosen stellen uns vor derzeit noch unbefriedigend gelöste therapeutische Aufgaben. Die Liste läßt sich anhand der hohen Sterblichkeitsziffern der Intensivstationen leicht verlängern.

Problematisch hinsichtlich der Nebenwirkungen, aber auch noch weithin unausgeschöpft, ist auch der Einsatz von Pharmaka im Bereich der gesamten Intensivmedizin. So hat sich in tierexperimentellen Erfahrungen und auch in wenigen am Menschen beobachteten Abläufen ergeben, daß die Wiederbelebungszeit von Hirn- und Rückenmarkfunktionen, die im allgemeinen mit fünf Minuten bemessen sind, unter Umständen durch Einsatz von Medikamenten (Barbiturate, Etomidate, Hydantoin-Präparate, Opiat- [Naloxon] und Calciumantagonisten [Isoptin]) infolge einer gewissen Blockierung des Neuronenstoffwechsels, im Falle von Barbituraten und Etomidaten, auf 10 bis 15 Minuten verlängert werden kann. Bei der Bedeutung, welche die zentralvenösen Funktionen als limitierender Faktor bei Ausfall vitaler Funktionen haben, liegen hier bedeutende Aufgaben der experimentellen und klinischen Forschung vor uns. Trotzdem soll nicht ein maximaler technischer Einsatz ohne Rücksicht auf den einzelnen Patienten, sondern ein optimaler Einsatz unter Berücksichtigung der individu-

---

[1] ARDS = Akutes respiratorisches Distress-Syndrom
[2] PEEP = positive endexspiratory pressure; ASB = Assistierte Spontan-Beatmung; CPAP = Continuous positive airway pressure.

ellen Situation angestrebt werden. Diese Entscheidung für oder gegen die Intensivmedizin wird mit immer weitergehenden Möglichkeiten therapeutischer Verfahren nicht nur aus ökonomischen Gründen, sondern auch aus Gründen elementarer Menschlichkeit unverändert bedeutsam sein: „Bei aller technischen Perfektion sollte auch nicht vergessen werden, daß Zuwendung, Gespräch, Information, Vermeidung von Isolierung auch auf einer Intensivstation trotz Einhaltung der Regeln der Asepsis wesentliche Beiträge ärztlichen und pflegerischen Handelns darstellen. Das macht ärztliches Handeln zur Kunst, auch wenn viele glauben, es handele sich allein um technisches Handwerk." (zitiert nach *Schölmerich*).

1.2 Intensivpflege

Die Pflege des kranken Menschen, insbesondere des Rückenmarkverletzten, wird heute in ihrer Bedeutung gleichwertig neben Diagnostik und Therapie gestellt. Bei frischen Querschnittgelähmten sind die Intensivpflege und die psychische Betreuung ein wesentlicher Bestandteil der Behandlung.

Aus pflegerischer Sicht ergibt sich ein breites Spektrum von Aufgaben. Sie betreffen die Grundpflege und die Spezialpflege, deren Beherrschung ein hohes Ausmaß an menschlichen Voraussetzungen, Ausbildungserfordernissen mit umfangreichem Fachwissen und Erfahrungen bei Krankenschwestern und Pflegern mit Opferbereitschaft und Verständnis für die physischen und psychischen Belange der Intensivpatienten verlangt.

Der Patient – beziehungsweise die Persönlichkeit des meist intubierten nicht kommunikationsfähigen Querschnittgelähmten – ist ständig in Gefahr, wegen der umfangreichen Technik und der Arbeitsüberlastung vom Pflegepersonal vernachlässigt zu werden. Die spezielle Überwachung von Atmung mit Respiratoren, Beatmungsmonitoren, von Herz-Kreislauf-Funktionen mit Monitoren und zentralen Gefäßzugängen, der Nierenfunktion über (Blasen- oder) suprapubischen Verweilkatheter, des Wasser-, Elektrolyt-, Säuren-Basen- und Energie-Haushaltes mit Infusomaten und Perfusoren zur Bilanzierung und exakten Medikamenten-Verabreichung, der Temperaturregulation mit Hyper- und Hypothermie, des zentralen und peripheren Nervensystems sowie des endokrinen Systems, der Drainagen der Wunden, des Thorax, des Bauches, des Schädels nehmen die Konzentration und Leistungsfähigkeit der Pflegekräfte in höchstem Ausmaße in Anspruch. Darüberhinaus obliegt ihnen auch noch die Operationsvorbereitung, das Ausführen von Injektionen und Infusionen sowie von Magen- und Darmspülungen bei Streßulcera, Versorgung von Wunden, Verbandwechsel, Anlegen von Schienen und Verbänden. Katheterisieren und Blutabnahme für die umfangreiche Labordiagnostik werden ebenfalls weitgehend vom Pflegepersonal wahrgenommen. Nur eine ständige Fortbildung des Pflegepersonals garantiert die korrekte Ausführung dieser vielseitigen und anspruchsvollen Aufgaben.

Die Organisationsformen einer Intensivstation haben sich gewandelt (internistische, pädiatrische, operativ-interdisziplinäre). Sie sind anspruchsvoller geworden, lassen aber von seiten des Pflegepersonals noch viele Wünsche offen. Die Festlegung des Pflegesystems und der Pflegemethoden richtet sich meist nach der spezifischen Struktur der Intensivstation beziehungsweise der Belegung mit frischverletzten Patienten oder einer Spezialstation mit Querschnittpatienten, die sich bereits mitten in der Rehabilitationsphase befinden. Die Einführung einheitlicher Arbeitsmethoden im Pflegebereich ist ein allgemeines organisatorisches Anliegen, insbesondere der Gesellschaft für Intensivmedizin der verschiedenen Fachrichtungen. Sinnvolle Konzepte erleichtern den ordnungsgemäßen Arbeitsablauf auf den Stationen. Sie müssen fortwährend überdacht, ergänzt und verbessert werden.

Die Weitergabe von Informationen, zum Beispiel beim Schichtwechsel (aber nicht nur vom nichtärztlichen, sondern auch vom ärztlichen Personal), die Einhaltung regelmäßiger Besprechungen, sind wichtige organisatorische Aufgaben, welche in vielen Bereichen verbesserungsfähig sind. Die Koordination mit dem ärztlichen Dienst der verschiedenen Fachrichtungen (Anästhesie, Chirurgie, Neurochirurgie, Internisten, Hals-Nasen-Ohren-Ärzten, Querschnittspezialisten usw.), die zuverlässige Ausführung ärztlicher Anordnungen und Hilfestellung bei ärztlichen Maßnahmen, gelten auf Intensivstationen als wesentliche Bestandteile einer vertrauensvollen und fruchtbaren Zusammenarbeit. Die Organisation auch einer interdisziplinären operativen Intensivstation muß darüberhinaus spezielle Probleme berücksichtigen, insbesondere im Bereich der Unfallchirurgie. Bei der Gestaltung der Arbeitsbedingungen müssen die unterschiedlichen Bedürfnisse der verschiedenen Fachrichtungen berücksichtigt werden. Wichtig ist vor allem eine sinnvolle Aufgabenabgrenzung zwischen den verschiedenen Spezialisten, damit die ärztlichen und nichtärztlichen Mitarbeiter der Abteilung wissen, was zu tun ist. Nur die täglichen und gemeinsamen Visiten (in der Regel morgens und nachmittags) ermöglichen es, diese Aufgabenteilung aktuell zu organisieren.

Mit zunehmender Häufigkeit krankenhauserworbener Infektionen muß den Problemen der Hygiene und Asepsis von allen Beteiligten genügend Aufmerksamkeit entgegengebracht werden. Das Krankenhauspersonal soll über die Entstehung, die Ausbreitungswege von Infektionen, zum Beispiel des Tracheobronchialbaumes und der harnableitenden Wege bei Querschnittpatienten, informiert werden und die wichtigsten Maßnahmen zur Verhütung dieser Infektionen und der daraus resultierenden, oft deletären Folgen (Sepsis) nicht nur auf der Intensivstation, sondern auch auf den Pflegestationen, vor und im Operationssaal kennen.

Die hygienischen Bedingungen der Krankenversorgung werden auch durch die Verwendung von Einwegmaterial verbessert. Die Vor- und Nachteile dieser aus Kunststoffen und textilen Stoffen hergestellten Einmalartikel müssen den Ärzten und dem Pflegepersonal heute bekannt sein. Die invasiven Methoden führen häufig zu Infektionen. Deshalb gilt der Grundsatz: Nur so viel Anwendung an invasiven Kathetern, wie unbedingt nötig.

Technische Erneuerungen und Entwicklungen haben in den letzten Jahren die Krankenpflege speziell auf der Intensivstation gewaltig verändert. Diese beziehen sich auf allgemeine Hilfeleistungen, Verbände, Lagerungen, die Verhütung von Dekubitalulcera, insbesondere bei Schädel-Hirn- und Rückenmarkverletzten usw. Auch in der Überwachung von Infusionen, parenteralen und enteralen Ernährungen unter Anwendung von Kathetern, Sonden und Dosiergeräten haben sich durch technische Perfektionierung neue Entwicklungen ergeben.

Diese technischen Neuerungen sind nur dann unter dem Gesichtspunkt der Intensivpflege sinnvoll, das soll hier betont werden, wenn sie die Arbeit am kranken Menschen verbessern und erleichtern; denn das Ziel der vielseitigen gemeinsamen Bemühungen ist die optimale ärztlich-pflegerische Versorgung des Patienten, insbesondere des Rückenmarkverletzten in einer guten menschlichen Atmosphäre bei bestmöglichen Arbeitsbedingungen.

2. Spezielle Aspekte der Intensivmedizin bei Frischverletzten mit Halsmark- und oberer Brustmarklähmung

Die hohe komplette Querschnittlähmung stellt das behandelnde medizinische und paramedizinische Team auch auf einer modernen Intensivstation, selbst in einer Klinik mit einer Spezialabteilung für Querschnittgelähmte, immer noch vor große Probleme.

Es ist zweifellos das große Verdienst *Guttmanns*, daß sich die früher trostlose Situation der Querschnittgelähmten in den letzten 30 Jahren radikal gewandelt hat. Er hat mit seinen

Schülern und Mitarbeitern die Grundlagen und Details der modernen Behandlung des Paraplegikers entwickelt. Seine Prinzipien sind heute auf der ganzen Welt die anerkannte Basis für die Versorgung dieser Kranken und Verletzten. *Guttmann* war der erste Intensivmediziner für die Behandlung und Pflege von Rückenmarkverletzten.

Heute aber kommen aufgrund der modernen Rettungsmethoden (Rettungshubschrauber und Notarztwagen) auch Hoch-Halsmarkverletzte, die früher am Unfallort oder kurzzeitig später starben, in die Kliniken. Aufgabe der spezifischen Intensivtherapie bei der frischen Querschnittverletzung sind die Überwachung und Behandlung der *primären* und *sekundären Traumatisierung* des Verletzten. Zum primären Trauma gehören Fraktur und Gewebsverletzungen. Zum sekundären Trauma zählen die Nachblutung und insbesondere das *posttraumatische Ödem*, das durch Faktoren wie Hypoxie, Hyperkapnie, arteriellen Blutdruckabfall, venöse Abflußbehinderung und Erhöhung des intrakanalikulären Rückenmarkdruckes verschlimmert werden kann. Die primären Verletzungen und Verletzungsfolgen sind in enger Zusammenarbeit mit dem Neurochirurgen und dem Spezialisten der Abteilung für Rückenmarkverletzte gleichzeitig Hand in Hand zu behandeln.

Weiterhin ist es wichtig, die durch den spinalen Schock hervorgerufenen vitalen Funktionsstörungen zu überwachen und zu behandeln. Im Vergleich zu den in tieferen Abschnitten Gelähmten sind die Aussichten auf eine funktionell zufriedenstellende Rehabilitation bei den mittleren und hohen Halsmarkläsionen weitaus geringer. Ist es bei diesen Patienten zu einer Ateminsuffizienz infolge eines kompletten Funktionsausfalles des Rückenmarks gekommen, dann sieht man sich oft vor menschlich und medizinisch schwer lösbare Probleme gestellt. Die Grenzen der Intensivmedizin – einerseits dem Lebenden zu helfen, aber andererseits das Sterben nicht zu verlängern – rücken hier eng zusammen. Man findet heute in der einschlägigen Literatur manchen Hinweis auf die Behandlung und Beherrschung leichter Formen der Ateminsuffizienz bei Tetraplegikern, aber nur wenige wissenschaftliche Arbeiten *(Paeslack, Weit et al., Meinecke, Conradi, Glauberg)* haben sich mit der Langzeitbeatmung hoher Querschnittverletzter beschäftigt. Es wird deshalb im folgenden versucht, diese Problematik, insbesondere bei hohen Halsmarkverletzten, näher aufzuzeigen. Wir stützen uns dabei auf eigene Erfahrungen und Beobachtungen aus unserem Krankengut.

2.1 Behandlung der Ateminsuffizienz bei Halsmark- und hohen Brustmarkverletzungen

Die Beeinträchtigung der Atmung kann die sofortige künstliche Beatmung noch am Unfallort notwendig machen. Halsmarkläsionen im Bereich von C 4 und höher führen zur Zwerchfelllähmung und zum Ausfall der von diesem Bereich ab versorgten Interkostal- und Atemhilfsmuskulatur. Nur sofortige fremde Hilfe und alsbaldige Intubation und Beatmung kann dem Patienten das Leben retten. Patienten mit einer kompletten Halsmarklähmung oberhalb C 4 erreichen selten lebend die Klinik. Ausnahmen von dieser Regel sind auf wenige Sonderfälle beschränkt. Diese Patienten sind dann zeitlebens quasi rund um die Uhr von einem Respirator abhängig. Die Patienten bedürfen einer lebenslangen intensivmedizinischen Behandlung, wenn nicht ein funktionierender Zwerchfellschrittmacher implantiert wird. Dauererfolge dieser Schrittmacherbehandlung stehen jedoch noch aus. Deshalb ist zur Zeit für diese ateminsuffizienten Patienten in der sogenannten Rehabilitationsphase der Raum-, Geräte und Personalaufwand immer noch immens und auf Sonderfälle beschränkt.

Auf dem 7. Weltkongreß für Anästhesiologie in Hamburg 1980 hat der Autor ausführlich über die intensivmedizinischen Erfahrungen einer Patientin mit einer kompletten traumatischen C 2-Tetraplegie berichtet. Seit dem Unfall sind bereits über vier Jahre vergangen und die

Patientin kommt mit dieser Verletzung relativ gut zurecht. Sie ist seitdem schwerstbehindert und komplett gelähmt. Lediglich die vom Nervus accessorius versorgte Hals- und Atemhilfsmuskulatur steht zur Verfügung. Durch diese gut trainierte Muskulatur kann sie auf Eigenkommando atmen. Eine zentral getriggerte Spontanatmung ist jedoch nicht möglich. Sie ist daher rund um die Uhr auf eine fremde Atemhilfe und auf den implantierten Herzschrittmacher angewiesen. Nach ihren persönlichen Angaben arbeitet die Patientin täglich ein bis zwei Stunden. Der Apparate- und Geräteaufwand ist selbstverständlich sehr hoch. Dieses außergewöhnliche Schicksal der überaus willensstarken Patientin kann jedoch nicht als Richtschnur dienen.

Bei Verletzungen unterhalb C 4 ist die Zwerchfellatmung erhalten. Aber auch bei ausreichenden Zwerchfellexkursionen muß in den ersten Tagen und Wochen nach dem Unfall mit schweren Atemfunktionsstörungen, insbesondere aufgrund des Ausfalles der Interkostalmuskulatur gerechnet werden. Wird künstliche Beatmung notwendig, wegen Ventilationsstörungen mit einer respiratorischen Insuffizienz (globaler Lungeninsuffizienz: Abfall von pO_2 und Zunahme von pCO_2), sollte sie zunächst über einen nasal gelegenen Tubus durchgeführt werden, da eine ausreichende Spontanatmung in manchen Fällen innerhalb kurzer Zeit (ein bis fünf Tage) wieder eintreten kann. Erst nach einer prolongierten Dauerbeatmung von etwa ein bis zwei Wochen sollte eine Tracheotomie durchgeführt werden.

Wir bevorzugen die Dauerbeatmung über eine prolongierte nasale Intubation gegenüber der oralen und der Beatmung über einen Luftröhrenschnitt wegen der bekannten Nachteile beider letzgenannten Intubationsmethoden. Die Tracheotomie sollte bei Halsmarkgelähmten auf Ausnahmefälle beschränkt sein. Der Halsmarkgelähmte, der nicht schreiben kann, wird nach der Tracheotomie durch den Verlust der Sprache in der Regel seiner letzten Kommunikationsmöglichkeit beraubt.

2.1.1 Tracheotomie

Die Tracheotomie sollte als ultima ratio für einen sogenannten Dauerbeatmungspatienten gelten, d. h. zum Beispiel bei einem hohen Halsmarkverletzten ab C 4 aufwärts mit einer kompletten Lähmung des Zwerchfelles. Auch bei einem komplett Gelähmten unterhalb von C 4 mit einer prolongierten Intubation bei gleichzeitig schwerwiegenden Lungen- und Thoraxkomplikationen sowie Sepsis kann sie nötig werden, um das Leben des Patienten erhalten zu können.

Bei den meisten Tetraplegikern ohne Zwerchfellähmung ist die Atemfunktion unter Ruhebedingungen ausreichend. Trotzdem kann aufgrund von massiven Thoraxbegleitverletzungen, einer Schocklunge (ARDS), Lungenkontusionen und Lungenödem bei herzinsuffizienten Patienten nach einer prolongierten Intubation über drei bis vier Wochen eine Tracheotomie notwendig werden.

Bei einigen Patienten mit vorbestehenden Lungenerkrankungen, zum Beispiel Emphysem oder chronischer Bronchitis und hohem Alter, besteht schon vor der Verletzung aufgrund von Belüftungs- und Verteilungsstörungen eine gringere respiratorische Reserve. Durch die zusätzlichen Belastungen aufgrund der Lähmung der Interkostalmuskulatur werden die prämorbiden Patienten zu Kandidaten für eine Tracheotomie. Die größten Vorteile der Tracheotomie sind die Schonung des Kehlkopfeinganges, der Stimmbänder und der subglottischen Anteile, eine Verkleinerung der Totraumventilation und eine bessere Tracheobronchialtoilette als bei der prolongierten Intubation. Nach Anlegen eines Tracheostomas kann man durch geeignetes Anfeuchten der Einatmungsluft und Verabreichung von Sekretolytica eine trockene Tracheobronchitis und die Bildung von zähem Bronchialsekret verhindern. Der

Bekämpfung der Sputumretention dient die endotracheale und bronchiale Absaugung. Um Schleimhautschäden, insbesondere im Bereich der Trachea und Bronchien, und damit Eintrittspforten für die Infektion zu vermeiden, muß die Absaugung schonend und unter sterilen Kautelen erfolgen. Um Druckschäden in der Trachea zu vermeiden, sind nur Doppelmanschetten oder sogenannte Niederdruckmanschetten zu verwenden. Intubationen, ob oral oder nasal oder über Tracheostoma, sollten so früh wie möglich beendet werden, da jede invasive endotracheale Methode mit Komplikationen verbunden sein kann (erhöhte Infektionsgefahr, Tracheomalazie, Tracheostenose, Stimmbandläsionen usw.).

2.1.2. Bronchoskopie

Gelegentlich kann man mit einer Bronchoskopie Schleimpfröpfe, die Ursache einer Atelektase sind, entfernen. Bei ihrer Durchführung müssen alle Voraussetzungen geschaffen werden, um keine weiteren Schäden an der verletzten Wirbelsäule und dem Rückenmark durch Hyperreflexion zu setzen und andererseits auch keinen Herzstillstand durch eine sogenannte vagale Synkope auszulösen.

Cheshire und *Forster* fordern, beim frischen Tetraplegiker die Bronchoskopie nur durch ein Tracheostoma mit besonderer Technik vorzunehmen, um die Verletzung an Wirbelsäule oder Rückenmark nicht zu verschlimmern. Nach unseren Erfahrungen ist es auch möglich, mit großer Sorgfalt und ausreichender Anästhesie (Allgemeinnarkose) die Bronchoskopie über den üblichen orolaryngealen Weg nicht nur mit dem Glasfiber-, sondern auch mit dem starren Bronchoskop durchzuführen.

2.1.3 Entwöhnung vom Respirator

Besondere Probleme bereitet bei den Beatmungspatienten die Entwöhnung vom Respirator. Fortlaufende Blutgaskontrollen sind dafür notwendig, um über die Atemfunktionsstörungen und deren mehr oder weniger erfolgreiche Behandlung Aufschluß zu bekommen. Bei diesen Patienten handelt es sich häufig um eine globale respiratorische Insuffizienz, die sowohl durch eine Ventilationsstörung (infolge Dys- und Atelektasen) als auch durch Verteilungsstörungen der Lungenperfusion (durch einen reinen pulmonalen Rechts-Links-Shunt) bedingt sein kann. Diese akuten Atemfunktionsstörungen sind vielfach Folgen des spinalen Schocks und der prolongierten Dauerbeatmung oder auch eines septischen Prozesses. Die Ventilationsstörungen erklären sich in erster Linie aus der Lähmung der Interkostalmuskulatur; die Atmung wird nur durch das Zwerchfell und die sogenannten auxillären Atemmuskeln aufrechterhalten. Die Zwerchfellatmung kann den Gasaustausch, insbesondere bei zusätzlichen Lungenkomplikationen, oft nur notdürftig gewährleisten. Die schlaffe Parese der Thoraxwand macht die Druckwirkung des Zwerchfelles unergiebig und infolge der Lähmung der Bauchdeckenmuskulatur ist eine Steigerung des intrabdominellen Druckes für Abhusten nicht möglich.

Schrittweises Zurückgehen vom Respirator mit IMV-Beatmung, Übergang von abnehmendem PEEP (von 10 auf 5 cm H_2O) auf CPAP oder Bird-Atmung mit Atemgürteln hat sich sehr bewährt. Auch der so häufige Meteorismus wirkt sich auf die Atemexkursionen aus. Deshalb sollte initial und auch immer vor Entwöhnung vom Respirator eine Magensonde gelegt werden, damit die Zwerchfellexkursionen durch die Überblähung des Magens nicht gestört werden (Tab. 1).

Die unzureichende Ventilation, die allgemeine Immobilisierung des Patienten, die Minderung der Infektresistenz, die intrapulmonalen Kreislaufregulationsstörungen infolge der Vasomotorenlähmung, alle diese Faktoren schaffen die Grundlage für eine Hypoventilation und pneumonische Prozesse. Es bilden sich Dys- und Atelektasen. Die hypostatische Pneumonie ist eine häufige Todesursache in der Frühphase der Querschnittverletzungen, insbesondere

Tab. 1:
Entwöhnung vom Respirator

1. Übergang von ass/ko-Beatmung auf IMV
2. Stufenweiser Abbau des PEEP, CPAP und ASB
3. Bird-Atmen (spontan und IPP) mit Atemgürtel
4. Atemgymnastik mit Lagerung unter Benutzung von Giebelrohr und Spirometer
Medikamentöse und physikalische Unterstützung bei der Entwöhnung der Respiratorbehandlung
— Sekrolytika: Bisolvon®
Ozothin®
Tacholiquin®
Mucosolvan®
— Bronchospasmolytika: Euphyllin®
Alupent®
— Anfeuchtung

nach zu spät durchgeführter Dauerbeatmung, aber auch nach zu früher Entwöhnung vom Respirator. Daher muß ständig eine Pneumonieprophylaxe durchgeführt werden mit Sekretolytica, Atemgmnastik, Lagerung und eventuell auch bei vorhandener Pneumonie gezielt durch Antibiotika.

Neben der Pneumonie werden auch andere Komplikationen vermehrt beobachtet, wie Atelektasen und Spontanpneumothorax. An die Möglichkeit einer begleitenden Thoraxverletzung muß immer gedacht werden. Ein Hämatom beziehungsweise Hämatothorax oder Sero- und Chylothorax führt zur weiteren Einschränkung des Atemvolumens. Ein gefährlicher Zwischenfall ist die Lungenembolie. Sie wird unter dem Kapitel „Thrombose-Prophylaxe" abgehandelt.

2.1.4 Antibiotika-Prophylaxe
Wir sind hinsichtlich einer Antibiotika-Prophylaxe sehr zurückhaltend. Man kann sie nur bei Sonderfällen in den ersten zwei Wochen empfehlen, zum Beispiel: bei offenen Verletzungen der Extremitäten, bei einer Infektion mit Anaerobiern oder bei einer bereits stattgefundenen Aspiration einer schwerwiegenden empfindlichen Lungenkomplikation vorzubeugen. Die indizierte Antibiotika-Prophylaxe hat rechtzeitig zu beginnen und soll in therapeutischen Dosen erfolgen. Nach einigen Tagen kann dann die Dosierung je nach dem klinischen Verlauf und dem Antibiogramm reduziert beziehungsweise abgesetzt oder geändert werden. Der Nachteil der Antibiotika-Prophylaxe ist im allgemeinen darin zu sehen, daß man damit resistente nosokomiale Keime heranzüchtet.

2.1.5 Brustkorbverletzungen
Die Häufigkeit der Rippenbrüche, mit Hämato-, Pneumo- und Chylothorax (Ruptur der Vena azygos und Abriß des Ductus thoracicus bei hohen Brustwirbelsäulenverletzungen) und Serothorax zwingen zur routinemäßigen Thoraxdiagnostik. Zwerchfellrupturen werden bei der Erstuntersuchung oft übersehen. Traumatische Herzschäden (Herzkontusion, Papillarmuskel- und -Sehnenfädenabrisse, Hämatopericard) mit Ausnahme von perforierenden Herzwandrupturen, heilen bei zweckmäßiger Behandlung meist folgenlos ab. Brustbeinbrüche werden leicht übersehen, ausnahmsweise führen sie zur Herzkompression. Kontusionspneumonien, Atelektasen, hämorrhagische Lymphstauungen oder Blutungen sind weitere Komplikationen und Möglichkeiten bei Brustwirbelsäulenverletzungen. Verhältnismäßig selten sind Aortenrupturen, Bronchusabrisse, Verletzungen von großen Lungengefäßen und der Herzhöhlen. Brustkorbverletzungen sind für Tetraplegiker und vorgeschädigte Verletzte besonders gefährlich.

Sind Drehbehandlungen wegen Rippenbrüchen oder schlechtem Allgemeinzustand nicht möglich, muß der Patient in regelmäßigen Abständen kurz angehoben werden, um die Haut zu entlasten und Druckgeschwüren vorzubeugen. Die Versorgung der Lungen- und Brustkorbverletzungen erfolgt nach thorax- und unfallchirurgischen Gesichtspunkten (Thoraxdrainagen, Stabilisierung von Rippenbrüchen, Thoracotomien, Zwerchfellnaht usw.).

2.1.6 Angaben zur Lungenfunktion
Mit einem Spirometer lassen sich Ein- und Ausatemluft sowie die Vitalkapazität leicht bestimmen. Erfahrungsgemäß reicht ein Atemzugvolumen von 200 ml und eine Vitalkapazität von 800 ml unter Ruhebedingungen für einen Tetraplegiker aus, sofern nicht irgendwelche Komplikationen bestehen.

Bei der Blutgasanalyse ist folgendes zu berücksichtigen: Der Verlauf der Sauerstoffdissoziationskurve (kontinuierliche Messung) zeigt im allgemeinen ein Absinken der arteriellen Sauerstoffsättigung unter 90 Prozent an, wenn der pO_2 in den Alveolen bereits auf unter 60 mmHg gesunken ist. Das bedeutet schon eine Belüftungseinschränkung um fast die Hälfte. Ein arterieller pO_2 von 60 mmHg entspricht der maximalen physikalischen Kapazität bei einem stabilisierten Tetraplegiker, wenn keine Komplikationen bestehen. Bessere Parameter für die Atemfunktion sind der arterielle und kapilläre pCO_2 und der pH-Wert sowie die kontinuierliche Messung von pCO_2 und pO_2 in der Ausatemluft des Respirators. Die regelmäßige Bestimmung des pCO_2 ist für die Überwachung des Patienten besonders hilfreich. Bei einem Tetraplegiker ist normalerweise ein pCO_2 von weniger als 45 bis 50 mmHg als ausreichend anzusehen. Die Bicarbonat-Konzentration im Plasma zeigt die Ausgeglichenheit des Gasaustausches sowohl in respiratorischer als auch in metabolischer Hinsicht. Für die Diagnostik zu berücksichtigen ist, daß die gemessenen Blutgaswerte (pCO_2, pO_2 und pH) und auch die errechneten Werte (totales CO_2, aktuelles Bicarbonat und Sauerstoffsättigung) nur immer eine Momentaufnahme des aktuellen Atmungs- und Stoffwechselzustandes erlauben (siehe Abschnitt 2.8.1, Laboruntersuchungen).

2.2 Behandlung der Herz-Kreislauf-Störungen

Die häufigste Ursache für Herz-Kreislauf-Störungen nach einem Trauma ist der sogenannte traumatische beziehungsweise hämorrhagische Schock infolge einer Hypovolämie. Unabhängig davon kommt es bei Patienten mit Halsmarkläsionen sowohl im Frühstadium als auch im späteren Verlauf der Erkrankung zu schweren, sogar lebensbedrohlichen Kreislauffunktionsstörungen. Durch den Ausfall der vasokonstriktorischen Impulse über den Nervus sympathicus unterhalb der Verletzungsstelle kommt es in der Primärphase zu einem Zusammenbruch der vasomotorischen Regulation. Der Blutdruck kann den jeweiligen Bedürfnissen nicht mehr angepaßt werden. Die Kreislauflabilität mit Neigung zur Blutdruckerniedrigung (Hypotonie) findet sich häufig bei Hals- und oberen Brustmarklähmungen, also solchen Verletzungen, die oberhalb des Abganges des Nervus splanchnicus major und minor liegen (Th. 5). Hierbei kommt es zur Unterbrechung der Verbindung zu den inneren Organen und damit zu einem verminderten Rückfluß des venösen Blutes aus dem Splanchnikusgebiet. Die Zeichen der vasomotorischen Lähmung treten am deutlichsten einige Tage nach dem Trauma in Erscheinung. Es besteht in dieser Phase eine Hypotonie und gehäuft auch eine Bradykardie durch Überwiegen des Parasympathikotonus (Nervus vagus). Die Blutdruckamplitude ist groß, bedingt durch den erheblich erniedrigten diastolischen Druck. Das Herzschlag- und Minutenvolumen ist kompensatorisch erhöht. Die Patienten müssen in diesem Stadium flach gelagert und der Lagewechsel muß vorsichtig vorgenommen werden. Bei Bedarf sind Sympathikomimetika zu geben, wobei jedoch zu beachten ist, daß die Ansprechbarkeit des Gefäßsystems auf diese Pharmaka in den ersten Wochen herabgesetzt ist. Bei intermittierender positiver Druckbeatmung sind insbesondere initial Bradykardien unter 40 pro Minute und, bei Manipulation an den Luftwegen (Absaugen, Intubation, Bronchoskopie, Tracheotomie) sowie beim Drehen, Herzstillstände möglich. Zur Vorbeugung soll daher Atropin oder Alupent gegeben werden. Bei wiederholten Herzstillständen ist eine Schrittmacherimplantation angezeigt. Nach *Menzel* erreicht die Herzfrequenz am fünften Tage einen Tiefpunkt und im Gefolge der Bradykardie zwischen dem achten und neunten Tag treten in 25 Prozent der Fälle Herzstillstände auf, die Reanimationsmaßnahmen zur Folge haben. Dies können wir aufgrund unserer eigenen Erfahrungen bestätigen. Bei einem Großteil der Patienten bilden sich mit der Zeit Anpassungsvorgänge aus, möglicherweise durch spinale, also innerhalb des nichtverletzten Rückenmarks ablaufende Vorgänge, die das physiologische Gleichgewicht wiederherstellen (Einzelheiten über die medikamentöse Behandlung siehe Tab. 2).

Sympathomimetika	Atropin 0,5–1 mg Effortil (Etilefrin) 0,4 mg/min (0,6 μg/kg/min) Novadral (Norfenefrin) 0,14 mg/kg Akrinor (Cafedrin) 100 mg/min (½ Amp.) Aludrin (Isoprenalin) ½–1 Amp. Alupent (Orciprenalin) 0,01–0,03 mg/min Dobutrex (Dobutamin) 2,5–10,0 μg/kg/min
Katecholamine	Suprarenin (Adrenalin) 0,1 μg/kg/min Arterenol (Noradrenalin) 0,1 μg/kg/min Dopamin 4–6 μg/kg/min
Hormone	Glucagon Steroide Insulin
Antiarrhythmika	Calciumantagonisten Betablocker Lidocain
Herzglykoside	auf eine Auflistung wird verzichtet

Tab. 2: Behandlung der Herz-Kreislauf-Störungen

Stehen in der Primärphase die hypotonen Störungen im Vordergrund, so kommt es im weiteren Verlauf gelegentlich auch zu hypertonen Entgleisungen infolge einer überschießenden Vasokonstriktion durch eine sogenannte autonome Hyperreflexie der Verletzungen oberhalb von Th 6. Überdehnungen von Becken und Baucheingeweiden (Blase, Darm, Uterus, auch ausgelöst durch endovesikale und proktologische Untersuchungen oder Eingriffe) führen durch Abtrennung des Sympathikus von seinen höheren regulierenden Zentren zu plötzlichen, mitunter exzessiven Hypertonien und Tachykardien. Diese autonomen Hyperreflexien lassen sich durch prophylaktische Atropin-Gaben vielfach ausschalten. Gelegentlich wird sogar eine Spinalanästhesie erforderlich. *Gerbershagen* empfiehlt bei lebensbedrohlichen autonomen Hyperreflexien die Gabe von Ganglion-Blockern.

2.2.1 Digitalisierung
In der Regel ist eine Digitalisierung nur bei einer Herzinsuffizienz indiziert. Wegen der negativen chronotopen Wirkung ist bei Bradykardien äußerste Vorsicht geboten.

2.2.2 Thrombose- und Emboliprophylaxe

Die Gefahr einer thromboembolischen Komplikation ist für den Frischverletzten mit Rückenmarkschädigung bedeutend größer als für den Frischoperierten der Allgemeinchirurgie. Durch den Verlust der Muskelpumpe kommt es bei Querschnittverletzten zu einer erheblichen Stase im Venensystem. Örtliche Traumen in den gelähmten Beinen führen zur Verletzung der Beinvenen. Die langdauernde Immobilisation, insbesondere die intravenösen zentralen Venenkatheter auf der Intensivstation begünstigen ebenfalls die tiefe Venenthrombose, wie Radiojod-Test und Venographien sowie Ultraschalldiagnostik beweisen.

Der gelähmte Patient gibt keine Schmerzen an. Es kommt zu einer Schwellung des betroffenen Beines mit örtlicher Rötung und Flüssigkeitsansammlung sowie zu einem geringen Temperaturanstieg. Spielt sich die Thrombose in der unteren Hohlvene ab, treten die genannten Zeichen an beiden Beinen auf.

Eine frühzeitige krankengymnastische Behandlung mit passiver Bewegung der Beine und Bekämpfung des Meteorismus sind von Anfang an sehr wichtig. Der Effekt liegt in der hierdurch gesetzten Venendrainage.

Vom ersten Tage an sollte eine Prophylaxe mit Heparin und ab dem siebten Tage nach Lähmungseintritt die Behandlung mit Antikoagulantien durchgeführt werden. Mit Ausnahme von absoluten Kontraindikationen, wie zum Beispiel eine frische Magen-Darm-Blutung, führen wir bei allen Patienten eine Thrombose-Prophylaxe mit Heparin durch: in der Regel 3 × 5000 E Heparin subkutan bei normalem AT III Spiegel (76–120 Prozent) (Tab. 3). Die Gefahr einer Blutung im Bereich des Rückenmarks ist gering. Bei manifester Venenthrombose kann ein Versuch der Beinhochlagerung mit Bettruhe und elastischen Binden gemacht werden. Letztere bergen aber, wenn sie nicht kunstgerecht angewickelt und überwacht werden, in sich die Gefahr der Entstehung zirkulärer Druckgeschwüre und weiterer Blutabflußbehinderungen. Bei sicher diagnostizierten tiefen Venenthrombosen, zum Beispiel durch eine Phlebographie, ist eine hochdosierte Antikoagulantienbehandlung über einen Perfusor (30–50 000 E/die) unter Überwachung der Gerinnungswerte einschließlich des AT III durchzuführen. Die Behandlung mit Fibrinolytika (Streptase, Urokinase) ist frühestens zwei bis drei Monate nach dem Unfall wegen der möglichen Komplikationen in Erwägung zu ziehen (siehe auch Tab. 3). Zur antithrombotischen Behandlung werden auch Dextran, Acetylsalicylsäure und Dicumarol) verwendet.

2.2.3 Lungenembolie

Ein gefährlicher Zwischenfall ist die Lungenembolie. Die fulminante, meist tödliche Lungenembolie kommt wie ein Blitz aus heiterem Himmel völlig überraschend, da die zugrundeliegenden thrombophlebitischen Prozesse im Becken- und Oberschenkelbereich wegen der Rückenmarkläsion meist asymptomatisch verlaufen. Diese gefährliche Komplikation der tiefen Venenthrombosen ist eine der Ursachen des plötzlichen Todes in den ersten Wochen nach der Verletzung. Glücklicherweise ist die thromboembolische Komplikation als schwere klinische Erkrankung, insbesondere durch die regelmäßig durchgeführte Thrombosephrophylaxe, selten geworden. Kleine Lungenembolien können unbemerkt ablaufen. Bei den tödlich ausgehenden Fällen handelt es sich aufgrund von Obduktionsbefunden meistens um große Embolien, die häufig in beiden Lungenarterien auftreten oder das rechte Herz beziehungsweise die pulmonale Ausflußbahn komplett mit thromboembolischem Material verlegen.

Bei einem Querschnittgelähmten kann das erste Zeichen einer Lungenembolie eine plötzlich einsetzende Verschlechterung der Atmung sein, gleichzeitig kommt es zu Pulsbeschleunigung, zu schnellen kurzen Atemzügen und hohem Fieber. Bei hohen Lähmungen werden Schmerzen nicht angegeben. Szintigramme und Röntgenaufnahmen der Lunge können bei großen Infarkten die Diagnostik sichern. Sie können eine weiche Verschattung, seltener einen geringen Pleuraerguß zeigen. Im EKG kann eine Rechtsherzüberlastung erkennbar sein. Auskultatorisch können Reibegeräusche bestehen. Verlaufsuntersuchungen der Lungen mit Radioisotopen sind für Diagnose und Therapie nützlich, falls sie möglich sind.

Bei frisch Rückenmarkverletzten erfolgt die Therapie einer nicht reanimationsbedürftigen Lungenembolie wie bei einer tiefen Venenthrombose mit hohen Heparin-Gaben über zehn Tage, wobei wir ab dem fünften Tag Dicumarol (Marcumar) geben. Ab einem Quickwert von 30 Prozent führen wir eine überlappende Therapie von Heparin und Marcumar noch für drei Tage durch. Der Quickwert sollte für einen längeren Zeitraum, möglichst über Monate, zwischen 20 und 30 Prozent gehalten werden. Im allgemeinen ist mit dieser Behandlung das akute Krankheitsbild zu beherrschen. Bei reanimationsbedingten fulminanten Lungenembolien wenden wir als ultima ratio nach vorheriger Gabe von hohen Prednisolon-Dosen Fibrinolytika (Streptase oder Urokinase) an und gehen dann sehr rasch auf die Heparin- beziehungsweise Dicumarol-Therapie über (siehe Tab. 3).

Tab. 3:
Medikamentöse Thrombose-
und Embolieprophylaxe

Thromboseprophylaxe
1. Dextran
2. Low dose Heparin
   3mal 5000 i. E. Heparin s.c. bei normalem AT III (76–120 %)
3. Dicumarol im Wirkungsbereich (Quick um 20 %)
4. ASS (Acetylsalizylsäure)

Medikamentöse Behandlung der Lungenembolie
1. Initial 10 000 i. E. Heparin i. v. bei AT III-Kontrolle
2. dann Heparin (20 000–50 000 i. E./die) über Perfusor je nach Thrombinzeit und PTT (2–3fach der Norm des Ausgangswertes)
3. bei Therapieresistenz: Lyse (Streptokinase oder Urokinase)
   initial 250 000–1 000 000 i. E. bis Wirkungseintritt nach vorheriger Gabe von Steroiden.
   Fortführung der Lyse mit ca. 100 000 i. E./h unter Kontrolle der Gerinnungswerte.
   Nach sicherer Lyse Übergang auf Heparin in der Regel 100 000 i. E./12 h
4. Dauerbehandlung mit Dicumarol
   (überlappend für mindestens 3 Tage bei einem Quickwert < 30 %)

2.3 Behandlung des spinalen Ödems

Die Priorität der antiödematösen Behandlung besteht in der Gewährleistung einer einwandfreien Durchblutung des Rückenmarks ohne Blutzufluß-, Mikrozirkulations- und Blutabflußbehinderung. Zu den Sofortmaßnahmen der Fraktur- und Luxationsbehandlung gehören, so schnell wie möglich, eine Schockbehandlung sowie eine optimale Wiederherstellung der normalen anatomischen Verhältnisse nach traumatologischen Gesichtspunkten. Reposition der traumatisierten Wirbelsäule, Dekompression des Rückenmarks (Ausräumung von Hämatomen, Knochen- und Bandscheibensequestern) und Umwandlung einer Instabilität in Stabilität, haben das Ziel, das posttraumatische Rückenmarködem infolge Durchblutungsstörungen zu verhindern oder zu verringern und durch korrekte Lagerung und Fixation (Extension nach *Crutchfield*, *Halo* und stabilisierende Operationen) auf ein Mindestmaß zu beschränken, um günstige Heilungsbedingungen für nicht irreversibel verletzte Rückenmarkabschnitte zu schaffen (Tab. 4). Nur so ist nach dem derzeitigen Standard die größtmögliche Erhaltung und Nutzung der verbliebenen Rückenmarkfunktionen zu erreichen (Näheres in den Kapiteln 5 und 6 in diesem Buch). Dabei ist zu bedenken, daß es an den zerstörten Nervenzellen und -bahnen des Rückenmarks keine „Wunderheilung" gibt und das Ausmaß des Dauerschadens im allgemeinen durch den Unfall bestimmt wird.

Die intensivmedizinische antiödematöse Behandlung muß wegen der sehr begrenzten Wiederbelebungszeit des Rückenmarks bereits am Unfallort, während des Transportes und der Klinikaufnahme Hand in Hand mit den chirurgischen Maßnahmen eingesetzt werden. Sie besteht in erster Linie in der Schockbekämpfung und der Beseitigung der Mikrozirkulationsstörungen durch Substitution nach „Maß" (d. h. nach Art und Menge der Verluste).

Darüber hinaus führen wir eine umfangreiche medikamentöse und antiödematöse Behandlung durch, deren Wirksamkeit – aus Gründen des Vorwurfes der Unterlassung – zum Beispiel durch eine prospektive Doppel-Blindstudie nicht objektiviert ist. Hohe Dexamethason-Dosen in pharmakodynamischer Wirkung (initial 100 mg, danach 4stündlich 16 mg, 8 mg usw. nach Schema in abnehmender Dosierung) sollen das posttraumatische Rückenmarködem verhüten und verringern können. Zur Dehydrierung werden niedermolekulare Dextranlösungen, 20prozentige Humanalbumin, hypertone Osmodiuretica (100 ml 20prozentiges Mannit, 250 ml 40prozentiges Sorbit), Aldactone und Furosemid empfohlen. Die antiödematöse Wirkung des hyperbaren Sauerstoffes wurde im Tierexperiment erprobt *(Herzog et al.)*. Über eine antiödematöse Wirkung und positive Erfahrungen am Menschen aufgrund von epiduralen Rückenmarkdruckmessungen und einer prospektiven Doppel-Blindstudie berichtete erstmals

Tab. 4: Antiödematöse Behandlung des Rückenmarks

1. Antischockbehandlung bei ausreichender Oxygenierung und Hypokapnie zwischen 26–32 mmHg pCO_2
2. Neurochirurgische Dekompression des Rückenmarks
3. Osmodiuretika (20prozentiges Mannit; Sorbit)
   Hypertones niedermolekulares Dextran (10prozentiges Dextran 40)
   20prozentiges Humanalbumin
   10prozentiges Glycerosteril®
4. Diuretika (Furosemid, Etacrynsäure)
5. Aldactone (Spironolacton)
6. Dexamethason in hoher Dosierung, initial 100 mg, 16 mg 4stündlich ausschleichend über 8 mg und 4 mg nach Schema
7. Proteinaseninhibitoren (Trasylol)
8. Künstliche Hypothermie
9. Hyperbare O_2-Behandlung bei inspiratorischem pO_2 von 800 bis max. 1 000 mmHg mindestens 1mal täglich 60 min. (ungefährer Enddruck 1,3 bis 1,5 ATA)
10. Endorphin-Antagonist (Naloxon)
11. Ca-Antagonisten (z. B. Verapamil, Nifedipim und Membranstabilisatoren (Hydantoin)
12. Neuronenblocker (Barbiturate, Etomidate)
13. TRH (Thyroxin Releasing Hormone)

Die Punkte 1–8 entsprechen dem klinischen Standard.
Die Punkte 9–13 befinden sich in experimenteller Erprobung.

1981 *Sukoff* auf dem Internationalen hyperbaren Weltkongreß in Moskau. Unsere bisherigen klinischen Ergebnisse mit der hyperbaren Sauerstoffbehandlung stimmen damit überein. Jedoch größere Erfahrungen am Menschen stehen noch aus (siehe auch Tab. 4).

Bei der medikamentösen Behandlung ist stets zu berücksichtigen, daß alle hochwirksamen Pharmaka auch Nebenwirkungen haben. So besteht zum Beispiel bei den Steroiden die Gefahr von Streßulcera, Hyperglykämie und Immunsuppression, insbesondere im Rahmen des Postaggressionssyndroms. Im allgemeinen sind diese Nebenwirkungen bei einer intensiven Überwachung durch gezielte Gegenmaßnahmen beherrschbar (siehe Kapitel 1.7.1 und 2.8).

2.4 Frakturbehandlung und Dekubitus-Prophylaxe

Die konservative und operative Frakturbehandlung ist in den Beiträgen von *Stock* und *Hübner* beschrieben. Die Sofortmaßnahmen in der Fraktur- und Luxationsbehandlung auf der Intensivstation bestehen in der Lagerung der Halswirbelsäule durch Extension nach *Crutchfield* (2–10 kg Extensionszug). Der so erreichte therapeutische Zug muß röntgenologisch kontrolliert werden. Das Anlegen von Gipsverbänden ist nicht zu empfehlen, da sehr rasch Druckgeschwüre im Bereich der gelähmten Körperteile auftreten. Nach der Erstversorgung durch den Chirurgen wird der Verletzte in ein Drehbett oder in ein schwenk- und fahrbares Normalbett gebracht, das mit Schaumgummiquadern oder doppelter Schaumstoffmatratze ausgelegt ist.

Dekubitusgefährdete Gliedmaßenabschnitte werden mit Polsterungen unterlegt, so können Ellenbogen, Trochanteren, Kniegelenke und Fersen, d. h. Hautstellen, bei denen das Fettpolster über dem Knochen fehlt, frei liegen.

Die Drehbehandlung nach *Guttmann* ist ein Grundelement der Therapie. Der Patient wird von drei bis vier Personen zuerst alle zwei später alle drei Stunden Tag und Nacht vorsichtig und sozusagen in einem Stück von der Rückenlage abwechselnd nach der rechten und linken Seite gedreht (Einzelheiten darüber sind von *Stock* beschrieben). Die Drehbehandlung im Drehbett ist einfacher und nicht so personalintensiv. Die Hyperextension der Halswirbelsäule bleibt auch in Seitenlagen unverändert.

Dieses Drehen und Wenden dient der Verhinderung von Druckschäden, die eine große Gefahrenquelle für den Querschnittgelähmten vom ersten Augenblick an darstellen, bedingt durch die Sensibilitätsstörungen und eine vermehrte Verletzlichkeit der Haut. Außerdem ist sie ein wirksames Kreislauftraining und ein Versuch, der Konkrementbildung in den Harnwegen sowie der Entstehung von Kontrakturen vorzubeugen. Unvorsichtiger Transport, zu lange Lagerung des Patienten auf dem Rücken, fehlerhafte Position der Extremitäten können innerhalb weniger Stunden zu Hautschäden führen, deren Beseitigung eventuell Monate in Anspruch nimmt. Infizierte Dekubitalgeschwüre können sogar eine Lebensgefahr darstellen.

2.5 Behandlung der spinalen Wärmeregulationsstörung

Nicht minder gefährdet ist der Querschnittgelähmte durch Ausfall der Thermoregulation über den Nervus sympathicus. Der Querschnittgelähmte verfügt unterhalb der Rückenmarkverletzung nicht mehr über die üblichen Mechanismen zur Regulierung der Körpertemperatur. Das hat für Halsmarkgeschädigte eine ganz besondere Bedeutung. Die autonomen Mechanismen zur Engstellung der Gefäße (Vasokonstriktion) und zur Vermeidung eines Verlustes der Körperwärme oder aber zur Erweiterung der Gefäße (Vasodilatation) und Innervation der Schweißdrüsen, um überflüssige Körperwärme abzustrahlen, sind weitgehend unwirksam geworden. Es gibt kein Muskelzittern mehr und damit keine Möglichkeit, eine Erhöhung der

Körpertemperatur durch einen erhöhten Muskelstoffwechsel herbeizuführen. Der Patient kann aber auch bei einer erhöhten Körpertemperatur im Bereich oberhalb der Rückenmarkverletzung ebenfalls durch Ausfall des Sympathikus, nicht mehr ausreichend schwitzen. Die Folge davon ist, daß der Tetraplegiker die Temperatur seiner jeweiligen Umgebung annimmt (er ist weitgehend poikilotherm). Parallel zur Gefäßerweiterung kommt es – wie bereits erwähnt – zur Lähmung der Schweißsekretion. Daraus erklärt sich die Entwicklung deletärer Hyperthermien, insbesondere bei infektiösen Prozessen der Lunge und auch des Urogenitalsystems. Dem Organismus bleiben nur beschränkte Thermoregulationsmöglichkeiten wie Steigerung der Atemfrequenz und der Nierendurchblutung. Sehr häufig muß deshalb eine künstliche Hypothermie mit Eis und lytischem Cocktail (Mischspritze: 2 ml Promethazin, Atosil®, 2 ml Pethidin, Dolantin® und 2 ml Hydergin®) durchgeführt werden. Der Patient kann nur schwer die Hitze- und Kälteeinwirkungen infolge des Sensibilitätsverlustes kontrollieren. Auch in der Sekundärphase bleibt die Adaptionsmöglichkeit reduziert, deshalb ist die Kontrolle über die Körpertemperatur beim Querschnittgelähmten ebenso wichtig, wie die Kontrolle über die Funktionen von Lunge und des Urogenitalsystems.

2.6 Behandlung der gelähmten Blase

Den Störungen im Bereich des Urogenitaltraktes kommt in der ersten Phase des Querschnittsyndroms besondere Bedeutung zu. Ursache aller Veränderungen ist letztlich die Lähmung der Blase. Durch Lähmung der Detrusormuskulatur kommt es zur Harnverhaltung. Im spinalen Schock ist die Blase atonisch, die Gefahr einer Überdehnung sehr groß. Die Lebenserwartung des Rückenmarkverletzten hängt zu mehr als 50 Prozent vom Zustand der harnbereitenden und harnableitenden Wege ab. Vernachlässigung der Pflege und äußersten Sorgfalt bezüglich der Blasenlähmung stellen schon bei Frischverletzten die Weichen für die Entwicklung einer Infektion im Bereich des Urogenitalsystems mit lebensbedrohlichen Früh- und Spätkomplikationen. Die „Ischurie paradoxa" wird leider häufig als wiederkehrende Blasenfunktion fehlgedeutet. Im allgemeinen kann mit der künstlichen Blasenentleerung sechs bis acht Stunden nach dem Unfall gewartet werden, sofern nicht zusätzliche Infusionen und dehydrierende Substanzen die Urinausscheidung steigern. Hat sich bis zu diesem Zeitpunkt die Blase nicht spontan entleert, muß katheterisiert oder eine suprapubische Blasenfistel angelegt werden. Dauerkatheter führen in jedem Falle innerhalb von 48 Stunden zu Keimbesiedlung des Urins, im weiteren Verlauf zu Harnröhrenentzündungen und sogar innerhalb von Wochen zu Harnröhrenfisteln. Nebenhodenentzündungen sind nicht selten. Ist ein Dauerkatheter aus diagnostischen Gründen (Überwachung der Urinausscheidung) unumgänglich, sollte er als suprapubischer Verweilkatheter mit Pflaster an der Bauchdecke fixiert werden, um Abknickungen im penoscrotalen Winkel zu verhindern. Die Urinableitung muß über ein geschlossenes System steril erfolgen; die Dauerableitung sollte zum frühestmöglichen Zeitpunkt entfernt werden. Um eine Überdehnung und Atonie der Blase zu verhindern, muß dann viermal täglich mit weichen Kathetern unter streng aseptischen Bedingungen katheterisiert werden.

Bei Beachtung bestimmter Regeln können aseptische Urinverhältnisse aufrechterhalten werden. Anwendung weicher Katheter und Verwendung eines geschlossenen sterilen Ableitungssystems, das täglich gewechselt werden muß, tragen zur Verhütung von Komplikationen und Spätfolgen wesentlich bei (Näheres im Kapitel 7).

Ziel dieser Maßnahmen ist die Vermeidung einer aufsteigenden Zystopyelitis und Pyelonephritis und ihres Endstadiums, der pyelonephritischen Schrumpfniere. Blasenspülungen sollen nur ausnahmsweise und unter streng sterilen Kautelen vorgenommen werden. Alle diese Maßnahmen auf der Intensivstation haben das Ziel, Spätkomplikationen zu verhüten.

Blasen- und Harnleitersteinbildungen können bereits in den ersten Tagen entstehen. Ursache ist der chronische Infekt. Die Neigung zur Sedimentation in der Harnblase mit erhöhtem Restharn, die langdauernde Immobilisierung des Patienten, die Hyperkalziurie beziehungsweise Hyperphosphaturie und die hohe Alkalität des Urins kommen weiterhin ursächlich in Frage. Eine mögliche frühzeitige operative Entfernung von Blasen- und Harnleitersteinen ist angezeigt. Ein befriedigend funktionierender Blasenautomatismus ist in der zweiten Phase zu erreichen, wenn alle Maßnahmen, wie regelmäßiger Blasenkatheterismus, Blasenspülungen, systematisch durchgeführtes Blasentraining über die sogenannte Triggerzone, sorgfältig vorgenommen werden. Vier Ziele bestimmen die Blasenbehandlung:

1. Katheterfreier Zustand,
2. konsequente vollständige Blasenentleerung in etwa sechsstündlichem Rhythmus,
3. steriler Urin, belegt durch regelmäßige bakteriologische Kontrolle,
4. Erhaltung der Kontinenz des Patienten.

Während der dehydrierenden Phase muß der Verweilkatheter je nach Ausscheidung mehrmals abgeklemmt werden. Nach der antiödematösen Behandlung soll der Verweilkatheter entfernt werden und durch ein intermittierendes Katherisieren ersetzt werden. Die Flüssigkeitszufuhr muß strikt auf 150–200 ml pro Stunde begrenzt und registriert werden. Beginnt der Patient mit einer erfolgreichen Blasenentleerung, kann das Katherisieren reduziert oder auch auf eine Kondomableitung umgestellt werden. Wichtig sind wöchentliche Urinkontrollen. Dem Patienten ist nur gedient, wenn der Urin steril ist. Bei Patienten, die intermittierend katheterisiert werden, kann man davon ausgehen, daß die Detrusortätigkeit nach etwa ein bis drei Monaten wieder eintritt. Bei Patienten, die mit Dauerkatheter behandelt werden, liegt diese Zeitspanne bei drei bis sechs Monaten.

2.7 Behandlung des spinal gelähmten Magen-Darm-Traktes

Durch Störungen im Bereich des Magen-Darm-Traktes können lebensbedrohliche Gefahren für den Patienten entstehen. In der Phase des spinalen Schocks kann sich ein paralytischer Ileus und eine Magenatonie entwickeln. Das Krankheitsbild ist nach hohen Halsmarkverletzungen häufig und hält ungefähr eine Woche, mitunter über mehrere Wochen an. Der nicht diagnostizierte paralytische Ileus ist bei Halsmarklähmungen vielleicht die häufigste Todesursache innerhalb der ersten 48 Stunden nach der Verletzung. Eine in besonderem Maße lebensbedrohliche Situation ist die Aspiration von Erbrochenem. Die Patienten können das Aspirierte nicht genügend abhusten. Das kann zu einem plötzlichen Atemstillstand und zum Tode führen. Andererseits kann die zunehmende Überdehnung des Darmes Atem- und Ventilationsstörungen auslösen, da es hierdurch zu einem Zwerchfellhochstand mit eingeschränkter Beweglichkeit kommt.

Eine weniger dringliche Gefahr entsteht durch die nichterkannte Ansammlung großer Mengen von Flüssigkeit und Elektrolyte im Magen-Darm-Trakt, die zu einer relativen Austrocknung, beziehungsweise zu einer hochgradigen Wasser- und Elektrolytstörung oder auch einer Hypovolämie infolge Dehydratation führen kann, da diese ruhende Flüssigkeit dem Kreislauf entzogen wird. Sie muß unter allen Umständen über eine Magensonde abgesaugt werden, um die Überdehnung der Eingeweide und die Gefahr des Erbrechens zu vermeiden. Durch geschicktes Hochhängen des Auffangbeutels kann man den Verlust dieser wertvollen Magen-Darm-Sekrete in einem für den Patienten tolerierbaren Maß halten. Infusionen sind sowohl zum Flüssigkeitsersatz, als auch zur Ernährung des Patienten unerläßlich, solange die normale Darmfunktion ausbleibt. Der Ileus ist dann beseitigt, wenn die Absonderungen über die Magensonde abnehmen, Darmgeräusche hörbar werden und Winde oder Stuhl abgehen. Die

Behandlung der spinalen Magen-Darm-Atonie erfolgt neben Hochhängen des Magenbeutels beziehungsweise durch Absaugen des überschüssigen Mageninhaltes, durch Verabreichung von gelinden Abführmitteln, Cholinesterasehemmern (Ubretid, Mestinon, Prostigmin) sowie hypertonen Lösungen, Medikamenten (Bepanthen, Takus, Paspertin usw.) und entsprechender Infusionstherapie. Für eine Darmentleerung sollte schon 48 Stunden nach dem Unfall durch Einläufe oder, in sehr seltenen Fällen, nach mehrtägiger erfolgloser Behandlung durch vorsichtige digitale Ausräumung vom Anus und Rektum gesorgt werden.

Die Störungen im Bereich des Verdauungstraktes normalisieren sich meist innerhalb kurzer Zeit, allmählich kommt es auch zu einer Retonisierung des Gastrointestinaltraktes inklusive der vegetativ gesteuerten Sphinkteren. Die meist bestehende Obstipation läßt sich durch eine vernünftige Ernährung und durch Gabe von milden Laxantien behandeln. In der Regel erfolgt die Stuhlentleerung auf der Intensivstation in Bauchlage auf dem Drehbett gleichsam durch äußere Schienung der Bauchdeckenmuskulatur. Kolonmassagen haben sich bewährt.

2.7.1 Ulcus-Prophylaxe
Bei drei bis fünf Prozent der frisch Rückenmarkverletzten kommt es zur Ausbildung eines akuten peptischen Magengeschwürs. Meistens ist eine plötzliche Blutung aus dem Magen-Darm-Trakt das erste Zeichen. Man nimmt an, daß diese akuten Geschwüre im Magen und Darm durch eine endogene Ausschüttung von Steroiden und Katecholaminen nach dem Unfall infolge des posttraumatischen Aggressionssyndroms hervorgerufen werden. Die hohe Dosierung von Dexamethason zur antiödematösen Behandlung kommt ursächlich auch in Frage. Selten kommt es zu einer Geschwürsperforation. Beim Querschnittgelähmten ist die Diagnose sehr schwierig. Ein unerklärlicher Schulterschmerz durch den erhaltenen Zwerchfellnerven kann ein Hinweis darauf sein. Röntgenologisch kann sich eine Luftsichel unter dem Zwerchfell darstellen. Seitdem wir regelmäßig eine Ulcus-Prophylaxe mit Antacida (Maloxon®), H_2-Antagonisten (Cimetidin, Ranitidin-Tagamet® und Sostril®) und Anticholinergica mit selektiver Blockade der muskarinischen Acetylcholin-Rezeptoren der säureproduzierenden Belegzellen der Magenschleimhaut (Gastrozeptin®) durchführen, sind Magen-Ulcera zur Seltenheit geworden. Wenn trotzdem eine Blutung auftritt, sollte man sie konservativ behandeln. Hierzu eignen sich Bluttransfusionen, Frischplasma, Substitution der fehlenden Gerinnungsfaktoren, Absaugung des Magens, Spülung mit Eiswasser, eisgekühlter Milch und intravenöser Flüssigkeitsersatz nach „Maß". Hält die Blutung an, kann eine Not-Gastroskopie und eine gastroskopische Blutstillung versucht werden, am besten mit Laserstrahlen *(Kiefhaber)*. Nur äußerst selten sind operative Maßnahmen erforderlich.

Der akute Bauch ist bei Querschnittgelähmten, wie bereits erwähnt, schwierig zu diagnostizieren, unabhängig davon, ob er beim Frischverletzten durch eine Begleitverletzung oder durch eine Magen-Darm-Perforation oder sekundär durch eine Entzündung im Bauchraum verursacht wird.

Eine intraabdominelle Blutung bei frisch Querschnittgelähmten muß vermutet werden, wenn eine Pulsbeschleunigung vorliegt und die Zeichen des Schockzustandes stärker ausgeprägt sind als man sie bei einem ausschließlich spinalen Schock erwarten würde. Rötgenaufnahmen können freie Flüssigkeit oder eine Luftansammlung in den Bauchhöhlen aufdecken. Die Bestätigung kann durch eine Lavage erfolgen. Eine positive Lavage weist in der Regel auf Eingeweiderupturen (Milz, Leber, Mesenterialgefäße, Nieren, Blase usw.) hin. Erkrankungen innerhalb des Bauchraumes, wie zum Beispiel Blinddarmentzündungen oder eine traumatische Pankreatitits, sind äußerst selten.

2.8 Behandlung von Wasser-, Elektrolyt-, Säuren-Basen-Haushalt- und Stoffwechselstörungen

Störungen des Wasser-, Elektrolyt-, Säuren-Basen- und Stoffwechsel-Haushaltes, die wir bei Querschnittgelähmten sehen, sind nicht allein aus der Rückenmarkschädigung selbst zu erklären, sondern sind vielfach Folge des spinalen Schocks und des Traumas mit Auswirkung auf Lunge, Kreislauf, Niere, Muskulatur usw. Eine fortlaufende Überwachung von Blutdruck, Elektrolyten, Blutgasen, Blutchemie mit Elektrophorese und harnpflichtigen Substanzen sind für die Therapie von Halsmark- und hohen Brustmarkverletzungen oberhalb von Th 6, insbesondere für die Substitutionsbehandlung, sehr wichtig (siehe Abb. 1 „Intensivmedizinische Kurve" und Abb. 2 „Richtwerttabellen").

Wegen der Problematik des spinalen Schocks sind Überinfusionen zu vermeiden. Die Durchmischungszeit des Blutes ist bei allen Querschnittgelähmten verlängert. Wir stellen relativ früh die Indikation zur Substitution von Blut und Bluteiweißderivaten, insbesondere bei Frischverletzten. Die Substitutionsbehandlung richtet sich nach allgemeinen Grundsätzen bei Querschnittverletzten entsprechend dem spinalen Schock. D. h., sie soll maßvoll sein, entsprechend dem Verlust. Die am Anfang meist negative Stickstoffbilanz mit Albuminverminderung ist bei einem Defizit von mehr als einem Drittel auszugleichen. Sie begünstigt Anämien und Ödembildungen. Vollwertige, eiweißreiche Kost normalisiert die Werte rasch.

Kreislauflabilität mit Neigung zur Blutdruckerniedrigung findet sich häufig bei Hals- und oberen Brustmarklähmungen, also solchen Verletzungen, die oberhalb des Abganges des Nervus splanchnicus major und minor liegen (Th 5). Hierbei kommt es zur Unterbrechung der Verbindung zu den inneren Organen und damit zu einem verminderten Rückfluß des venösen Blutes aus den entsprechenden Splanchnicusabschnitten, insbesondere bei Lagewechsel des Patienten. Die Folge davon ist ein Abfall des Blutdruckes bis hin zum plötzlichen Bewußtseinsverlust, je nach Hochlagerung des Oberkörpers. Mit der Zeit bilden sich hier Anpassungsvorgänge aus, möglicherweise durch spinale, also innerhalb des nicht verletzten Rückenmarks ablaufende Vorgänge, die das physiologische Gleichgewicht wieder einigermaßen herstellen (siehe Abschnitt 2., Behandlung der Herz-Kreislauf-Störungen). Während dieser Zeit ist der Kreislauf besonders labil und aus diesem Grunde besteht während dessen auch das Risiko eines plötzlichen Herzstillstandes nach Lagewechsel, zum Beispiel beim Drehen oder Hochlagern des Oberkörpers oder auch bei herabhängenden Beinen.

Bei akuten traumatischen Halsmarklähmungen können einige Störungen auftreten, die den Wasser- und Elektrolyt-Stoffwechsel besonders belasten. Eine respiratorische Azidose kann eine Folge der Minderbelüftung der Lungen mit partieller und auch globaler respiratorischer Insuffizienz (Anstieg des pCO_2, Verminderung des pO_2) sein. Die Verwendung einer Magensonde kann durch den Verlust der Salzsäure des Magens zu einer Alkalose führen. Die Azidose kann durch die Absaugung von alkalischem Dünndarmsekret oder durch den Verlust von Darmsekret in das Darmlumen verstärkt werden.

In der posttraumatischen Phase kommt es leicht zu einem Anstieg des Natriums, möglicherweise als Folge gesteigerter Aktivität der Mineralkortikoide. Die Infusion von Natriumchloridlösung (Kochsalz) kann daher das Lungenödem auslösen. Die vermehrte Zufuhr von Chloriden belastet das Puffersystem. In solchen Fällen soll eine Steigerung der Diurese mit 20prozentigem Mannit oder Furosemid herbeigeführt werden, da die Überinfusion für den akuten Tetraplegiker, dessen Atemfunktion ohnehin schon stark gefährdet ist, eine zusätzliche Gefahr darstellt.

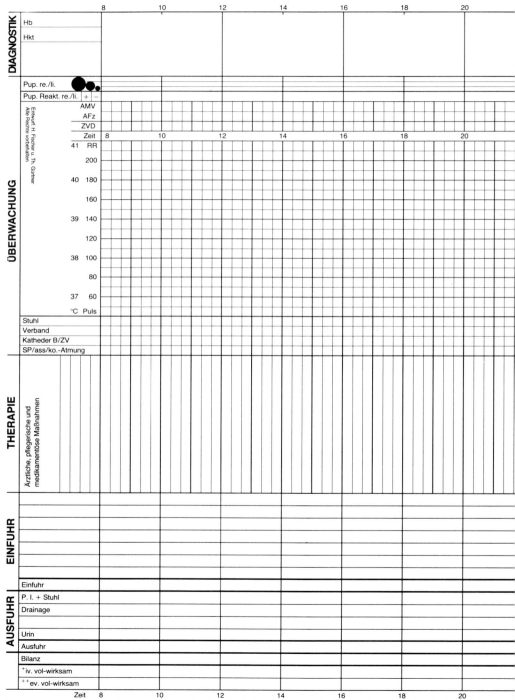

Abbildung 1

Intensivmedizinische Kurve

	AMV	Angehörige:		Blutgruppe:	
	AFz				
	ZVD	Telefon:			
	Zeit	Einweisender Arzt/Station			
	RR 41	Diagnosen: (Verlauf s. Rückseite)			
	200				
	180 40				
	160				
	140 39				
	120				
	100 38				
	80	Operation			
	60 37				
	Puls °C				

Blatt-Nr.
Unfall-/Krankheitstag
Aufnahmetag
Intensivpflege Tag:

Dauermedikation	8^{00}	14^{00}	20^{00}	2^{00}

Tagesbilanz	Na$^+$	K$^+$		Cl$^-$	Protein AS	Kal./Joule
E						
A						
B						
	Bilanz vom Vortag			Gesamtbilanz		

MV = Atemminutenvolumen, Afz = Atemfrequenz

RICHTWERTTABELLEN

Berechnung des Blutvolumens und des Extracellulär-Raumes

a) Säuglinge und Kleinkinder

Alter (Jahre)	Gewicht (kg)	Länge (cm)	Blutvolumen (ml)	Extracellulärraum (l)	HK
0	3,5	50	300	1,2–1,35	54
1/4	5	60	400	–1,5	49
1/2	7	65	500	–2,1	42
1	10	75	700	–2,9	35
2	13	85	900	–3,6	—
3	15	95	1000	–4,15	—
4	17	105	1200	–4,6	—
5	19	110	1400	–5,0	—
6	21	115	1500	–5,45	38
7	23	125	1700	–5,9	—
8	25	130	1900	–6,3	—
9	29	135	2000	–7,0	—
10	33	140	2400	–8,1	—
11	35	145	2700	–8,95	39
12	40	150	3400	–9,6	—

b) Erwachsene

Gewicht (kg)	Oberfläche (m^2)	Blutvolumen (ml) Männer	Blutvolumen (ml) Frauen	Extracellulärraum (l)	HK
40	1,29	3400	3400	9,6	39
45	1,39	4050	3650	10,7	—
50	1,50	4350	3900	11,8	—
55	1,59	4700	4230	13,0	—
60	1,69	5050	4520	14,1	—
65	1,78	5350	4860	15,3	M 47
70	1,87	5700	5200	16,6	—
75	1,96	6050	5500	17,8	F 42
80	2,05	6350	5850	18,9	—
85	2,13	6700	6200	20,1	—
90	2,22	7050	6500	21,3	—
95	2,29	7350	6850	22,2	—
100	2,37	7700	7200	23,3	—

Nach ECKERT et al, Der CHIRURG 40, 169 (1969)

Annähernder 24-Stunden-Bedarf pro kg KG der verschiedenen Altersstufen

Alter	Kalorien/Joule	H_2O ml/kg KG	AS-Protein g/kg KG	Kohlehydrate g/kg KG	Fett g/kg KG	Na^+ mmol	K^+ mmol	Cl^- mmol	Ca^{++} mmol	Phosphat mmol
Frühgeborene	140/588	160	3,5–2,5	10–20	2,5–4	0,5–1,5	1,0–1,5	0,5–1,5	0,6–1,0	0,7–1,0
Neugeborene	120/504	160	3,0–2,5	10–15	2,5–4	,,	,,	,,	,,	,,
Säuglinge	110/462	150	2,5–2,0	10–12	2,5–4	,,	,,	,,	,,	,,
1–3 Jahre	100/420	125	2,0–1,5	10–12	3–2	,,	,,	,,	,,	,,
4–6 Jahre	90/377	100	1,5–1,0	9–10	3–2	,,	,,	,,	,,	,,
7–9 Jahre	80/335	80	1,0	8–9	2–1	,,	,,	,,	,,	,,
10–12 Jahre	70/293	75	1,0	6–8	2–1	,,	,,	,,	,,	,,
13–15 Jahre	60/259	55	1,0–0,75	6–8	1,5	,,	,,	,,	,,	,,
16–19 Jahre	50/209	50	1,0–0,75	6–8	1	,,	,,	,,	,,	,,
Erwachsene	30-40/126-167	40–50	1,0–0,75	4–8	1	,,	,,	,,	,,	,,

Nach v. LOEWENICH u. KOCH, Pädiatrische Intensivbehandlung (1974) Thieme-Verlag.

Durchschnittlicher 24-Stunden-Verlust von Elektrolyten im Urin und in gastrointestinalen Sekreten

	Na^+ mmol	K^+ mmol	Cl^- mmol	Ca^{++} mmol	Mg^{++} mmol	organ. Phosphate mmol
Urin	130–215	50–100	60–220	2,5–5	1–12	23–50
Magen-hypazid	70–140	5–40	50–120	1–2,5	?	5–25
Magen-hyperazid	10–30	5–40	80–150	1–2,5	?	Ø
Galle	130–160	3–12	90–120	10–25	?	30–40
Pankreas	115–180	3–8	50–100	1–2	–0,25	60–70
Ileum	40–135	5–30	20–90	1–3	?	30–40

Von GÜRTNER aus Physiologie-Büchern zusammengestellt (1979)

Abbildung 2

Kalium wird vermehrt im Urin ausgeschieden. Auch hier ist die Ursache die erhöhte Aktivität der Mineralkortikoide und Kortikoide. Die Verluste können sehr hoch sein und es bedarf einer intensiven Therapie, um sie auszugleichen. Hierbei können bis zu 300 mmol Kalium in Infusionen innerhalb von 24 Stunden erforderlich sein. Steht in der Akutphase nicht genügend Kalium zur Verfügung, dann kommt es zu einer verzögerten Erholung der Funktion der glatten Muskulatur; folglich dauert auch der paralytische Ileus länger an. Außerdem kann es zu Herzrhythmusstörungen infolge von Hypo- und auch Hyperkaliämien kommen.

Die Flüssigkeits- und Elektrolytbehandlung hat das Ziel, die Verluste aus Magen und Darm, über Urin und Perspiratio insensibilis abzudecken beziehungsweise zu ersetzen. Benutzt man hierzu physiologische Elektrolytlösungen, Glucose und Aminosäure-Lösungen, so kommt es nur zu einer minimalen Belastung der Nieren. Die tägliche Urinausscheidung sollte zwei bis drei Liter betragen. Innerhalb der ersten zehn Tage nach der Verletzung muß der Verlust genau überwacht und die Flüssigkeitstherapie darauf abgestimmt werden (exakte Bilanzierung! Siehe Abb. 1).

Durchschnittlich benötigt ein Patient 1 800–2 500 kcal pro Tag, je nach Temperaturerhöhung noch mehr (siehe Intensivkurven-Rückseite). Ist die Kalorienzufuhr unzureichend, kommt es in den ersten Tagen zu einer schnellen Entleerung der Glykogenspeicher. Daraus entwickelt sich eine negative Stickstoffbilanz und eine Hungerketonämie. Dieser Zustand, in Verbindung mit einer metabolischen Azidose, erfordert eine Behandlung mit Bikarbonatlösungen, damit ein suffizientes Puffersystem wiederhergestellt wird. Die Kalorienzufuhr kann in verschiedener Weise intravenös erfolgen. Fünfprozentige Lävulose über eine periphere Vene gegeben, verursacht seltener Thrombophlebitiden als Glucose und wird auch leichter metabolisiert. Hochprozentige Zuckerlösungen sollten nur über zentrale Venenkatheter verabreicht werden. Sobald die Darmfunktion in Gang gekommen ist, ist auch eine kombinierte enterale und parenterale Ernährung möglich. Eine elegante Methode ist die Ernährung über eine Duodenal- beziehungsweise Dünndarmsonde mit Hilfe einer Dosierpumpe. Damit kann die Ernährung nach Maß durchgeführt werden. Durch die enterale Ernährung können die hochprozentigen Zuckerlösungen über den Cavakatheter weitgehend ausgeschaltet werden. Im Rahmen des Postaggressionssyndroms treten vielfach Blutzuckererhöhungen auf, insbesondere in Kombination mit hohen Dexamethasondosen, die den Einsatz von Insulin erfordern, um den Kohlehydratstoffwechsel anzuregen und die zelluläre Aufnahme von Kalium und Aminosäuren zu fördern. Einfache Zucker, wie Fruktose- und auch Zuckeraustauschstoffe, wie Sorbit, regen die endogene Insulinausschüttung nicht so gut an, wie eine normale Kost.

Synthetische Aminosäuren können zur Schonung von körpereigenem Eiweiß verabreicht werden. Voraussetzung ist eine ausreichende Kalorienzufuhr, um die synthetischen Aminosäuren nutzbar zu machen. Die Zufuhr von Halbelektrolytlösungen mit Zusätzen (Elektolytkonzentraten, Aminosäuren) ermöglicht die Erhaltung des Flüssigkeits-, Elektrolyt- und Säuren-Basen-Gleichgewichtes, vermeidet oder beseitigt eine Hungerketonämie, stellt andererseits die benötigten energiereichen Substanzen für die Ausheilung der Gewebsschäden bereit und reduziert gleichzeitig die negative Stickstoffbilanz. Positiv auf den Stoffwechsel wirken sich vor allem die atem- und krankengymnastischen Behandlungen aus.

Bei Querschnittgelähmten werden oft in den gelähmten Körperpartien lokale Ödeme beobachtet. Ursachen dafür sind, abgesehen von Thrombophlebitiden, Störungen im Eiweißstoffwechsel (Hypoalbuminämie), Veränderungen der Kapillarpermeabilität und veränderte venöse Druckverhältnisse und auch Elektrolytstörungen. Die Pathogenese dieser Ödeme ist in der Behandlung zu berücksichtigen.

2.8.1 Laboruntersuchungen

Laboruntersuchungen spielen in der Intensivmedizin eine sehr große Rolle. Für die Erstellung einer Diagnose sind klinisch-chemische Befunde wichtige Hilfsmittel, die dem Kliniker Aussagen über Funktionsbeeinträchtigungen bestimmter Organe im Stoffwechselbereich erlauben. Die Laboruntersuchung soll nicht am Anfang der ärztlichen Untersuchung stehen, sondern muß vielmehr aufgrund der anamnestischen Daten und klinischen Befunde gezielt eingesetzt werden. Zur Gewinnung klinisch relevanter Befunde ist neben einer gezielten Auswahl von Laboruntersuchungen auch die Elimination von Fehlerquellen im und vor dem Labor (Materialgewinnung, Transport und Aufbewahrung, Medikamenteneinfluß, diagnostische und therapeutische Maßnahmen) sehr wichtig. Bei Halsmark- und hohen Brustmarkverletzten mit Begleitverletzungen ist eine umfassende Untersuchung unerläßlich. Dazu gehören ein Blutbild mit Hb, HKT, Blutzucker, Urin auf Eiweiß und Zucker, Gerinnungswerte einschließlich Thrombozyten und AT III, Harnstoff, Kreatinin, wichtige Leber-, Muskel- und spezifische Organenzyme, Blutgase, Gesamteiweiß, Elektrophorese, Immunglobuline im Serum und Liquor usw. Den Veränderungen der Serumelektrolyte und der Blutgase ist posttraumatisch eine besondere Beachtung zu schenken (Tab. 5). Ein sicher diagnostizierter postoperativer Kaliumanstieg oder -abfall ist immer ein bedrohliches Zeichen. Ebenso geben die Blutgaswerte eine zuverlässige Auskunft über eine respiratorische oder metabolische Störung. Respiratorische Störungen finden wir vor allem bei Unterbelüftung der Lunge mit intrapulmonalen Rechts-Links-Shunts, metabolische Veränderungen vor allem bei Volumenmangel, Peritonitis, Sepsis und Ausscheidung großer Flüssigkeitsmengen über Sonden, Drainagen oder durch Erbrechen usw. Diese Störungen lassen sich durch die Blutgasanalyse früher und direkter erfassen als durch klinische und andere diagnostische Methoden.

Veränderungen der Gerinnungswerte können verschiedene Ursachen haben. Sie treten zum

Basisdiagnostik

1. Blutbild mit Hb, HKT
2. Blutzucker
3. Blutgase
4. Elektrolyte in Urin und Serum
   Na, Cl, K, Ca, Mg, Osmolalität
5. Urin auf Eiweiß und Zucker, Sediment
6. Harnstoff und Kreatinin
7. Gerinnungszeit, Blutungszeit, Quick, Thrombinzeit, Fibrinogen, Thrombozyten und Antithrombin III
8. GOT, GPT, GLDH, Leber-LDH, Bilirubin, Gamma-GT, Gesamteiweiß, Serum-Elektrophorese

bei Verdacht auf

– Herzmuskelbeteiligung: CPK, CPK_{MB}
– Pankreas- und Speicheldrüsenverletzung: Lipase und Amylase
– Prostata- und Knochenverletzungen: Saure und alkalische Phosphatase
– Sepsis und Immunschwäche: Immunglobuline im Serum und Liquor

Tab. 5: Laboruntersuchungen

Beispiel nach Massentransfusionen, als Folgeerscheinung eines bestehenden Schockzustandes wie einer Verbrauchskoagulopathie und bei Exacerbation einer bereits bestehenden Lebererkrankung auf. Bei Diskrepanzen zwischen klinischem und laborchemischem Befund ist zur Beurteilung der Werte die Kenntnis der oben erwähnten Fehlerquellen unerläßlich. Grundsätzlich gilt: Der klinisch-chemische Laborbefund hat in der Klinik den Wert eines Symptomes. Bei pathologischen Befunden, die nicht mit der Klinik übereinstimmen, sollte primär eine Kontrolluntersuchung durchgeführt werden. Wird der fragliche Wert durch Wiederholung bestätigt, muß die Elimination möglicher Fehlerquellen erfolgen. Erst nach Ausschluß aller Fehlermöglichkeiten sollte der Laborwert dann als Symptom in die erneuten Erwägungen über klinisch-latente Organ- und Stoffwechselstörungen einbezogen werden.

2.9 Krankengymnastische Behandlung

Vom ersten Tage an nimmt die krankengymnastische Behandlung bei Halsmark- und hohen Brustmarkgelähmten einen hohen Stellenwert ein. Erwähnt sei nur das mehrfache Durchbewegen der Gliedmaßen, die Atemgymnastik, die Kolon-Massage, die Physio- und Ergotherapie, im weiteren Verlauf die Steh- und Gehschulung sowie die funktionelle Ergotherapie.

3 Begleitverletzungen

Die Häufigkeit der Begleitverletzungen ist abhängig vom Unfallhergang. *Meinecke* berichtet in einer Sammelstatistik von 1 525 Verletzten, von denen 49,5 Prozent Mehrfachverletzungen aufwiesen. In manchen Situationen ist sogar die Rückenmarkschädigung als Begleitverletzung anzusehen; die Überlebenschancen werden von einer oder mehreren der übrigen Verletzungen bestimmt. Bei 16 Prozent der Mehrfachverletzten besteht nach *Meinecke* ein Volumenmangelschock. Besondere Versorgungsprobleme ergeben sich bei der Behandlung des Volumenmangelschocks bei gleichzeitigem spinalen Schock und Durchführung einer Allgemeinanästhesie.

3.1 Schädel-Hirn-Verletzung

In Übereinstimmung mit den Erfahrungen von *Meinecke* können auch wir berichten, daß Wunden im Bereich der behaarten Kopfhaut bei Tetraplegikern häufig übersehen werden, weil unnötig erscheinende Kopfbewegungen zur Diagnostik unterlassen werden. Auf die Bedeutung von Zahn- und Kieferverletzungen hat *Porter* hingewiesen. Augenverletzungen sind selten, häufig dagegen Hämatome in Augenlidern und Augen sowie Augenmuskellähmungen mit Doppelbildern. Pupillendifferenzen als Folge eines Hirntraumas dürfen nicht mit dem *Hornerschem Syndrom* des Tetraplegikers verwechselt werden. Bei allen Schädel-Hirn-Beteiligungen muß die konsiliarische Untersuchung durch Augenärzte, Hals-Nasen-Ohren-Ärzte, Neurologen und eventuell eines Neurochirurgen veranlaßt werden. Röntgenaufnahmen der Halswirbelsäule in zwei Ebenen sind in jedem Falle anzufertigen. Wünschenswert sind Computer-Tomogramme.

Bei Schädel-Hirn-Verletzten ist die Gefahr der Entstehung von Druckgeschwüren besonders groß, wenn die Rückenmarkverletzung nicht oder nicht vollständig erkannt wurde. Zustände autonomer Hyperreflexien mit exzessiven Blutdrucksteigerungen und der Gefahr von intrakraniellen Blutungen müssen einkalkuliert werden.

3.2 Verletzungen von Becken- und Baucheingeweiden

Solche Verletzungen kommen relativ selten vor. Beckenkompressionsschmerz, Druckschmerz der Bauchdecken und vermehrte Bauchdeckenspannung gibt es im Lähmungsbereich nicht. Darmgeräusche sind bei der durch Lähmung und Hämatom entstandenen Darmatonie nicht zu hören. Schmerzen im Schultergelenk, die manchmal angegeben werden, sollten bei

Querschnittgelähmten den Verdacht auf ein akutes Geschehen im Abdomen erwecken. Selbstverständlich ist die klinische Beobachtung und eine Verlaufskontrolle der Labordiagnostik (Hb, HKT, Leukozyten, Diastase, Lipase, Transaminasen, Indikan usw.) notwendig. Eine Lavage kann weitere Klärung bringen. Röntgenologisch sind freie Luft im Bauchraum und Spiegelbildungen diagnostisch verwertbar. Die Aufnahmen müssen am liegenden Verletzten gemacht werden. Bei Verletzten im spinalen Schock stellt die diagnostische Laparotomie durch Operation und Narkose eine zusätzliche Belastung dar (näheres im Abschnitt 3.5).

3.3 Knochenbrüche außerhalb der Wirbelsäule bei Querschnittgelähmten

Hierbei ergeben sich keine grundsätzlichen Unterschiede zu anderen Verletzten. Bei Beckenübersichtsaufnahmen ist auf Brüche der Hüftgelenkspfanne und auf Hüftgelenksverrenkungen besonders zu achten. Bei Beckenringbrüchen und Beckensprengungen sowie Symphysensprengungen ist bei der Drehbehandlung besondere Sorgfalt anzuwenden. Ausnehmend starke Dislokationen sollten im Interesse der geplanten Rehabilitation durch geeignete Osteosyntheseverfahren stabilisiert werden.

Verletzungen der Gliedmaßen bereiten bei den verschiedenen Verletzungsformen keine diagnostischen Schwierigkeiten und sollen – wie erwähnt – im Interesse einer günstigen Rehabilitation und zur Vermeidung von Druckgeschwüren hauptsächlich operativ versorgt werden. Die Lagerung im Drehbett wird dadurch erheblich erleichtert.

3.4 Schmerzbekämpfung und Sedierung

Die Schmerzintensität ist abhängig von dem Ausmaß der Verletzung im nichtgelähmten Bereich und von der Persönlichkeit. Mit der Verabreichung von Betäubungsmitteln sollte man wegen der Suchtgefahr zurückhaltend sein. Analgetika sind in gewissen Fällen, sicher aber nicht immer, notwendig. Vielfach kommt man mit Nichtopiaten aus. In jedem Falle sind die Analgetika so bald wie möglich wegen der Nebenwirkungen abzusetzen und durch Aktivitäten beziehungsweise durch Ablenkung und psychische Betreuung des Patienten zu ersetzen. Gegen Unruhe und depressive Stimmungslagen helfen Sedativa. Am unschädlichsten sind Baldrian, Anxiolytika und Antidepressiva. Psychopharmaka (Benzodiazepine, Opiate und Opioide) haben neben der Suchtgefahr eine atemdepressive Wirkung. Deshalb ist bei Hals- und oberen Brustmarkgelähmten wegen der Möglichkeit einer lebensgefährlichen Atemdepression große Vorsicht geboten. Elektroanalgesie, lokale Infiltration und Akupunktur zeigen nach unseren Erfahrungen in der Schmerzbekämpfung gute Erfolge.

3.5 Anästhesie

Die anästhesiologische Versorgung von Querschnittgelähmten, insbesondere von Tetraplegikern, erfordert ein besonderes Maß an Umsicht, Einfühlungsvermögen und Verantwortung vom Anästhesisten. Ernsthafte Anästhesieprobleme gibt es im wesentlichen nur bei Verletzungen oberhalb Th 6 aufgrund des Sympathicusausfalles. Es fehlt die Vasokonstriktion und weitgehend die Temperaturregulation (siehe Abschnitt 2.5). Der Patient ist gleichsam poikilotherm (d. h. er paßt seine Körpertemperatur der jeweiligen Umgebungstemperatur an). So besteht sowohl die Gefahr der Hyper- als auch der Hypothermie, insbesondere in einem vollklimatisierten traumatologischen Operationssaal mit Temperaturen um 20 bis 22° C. Bei Tetraplegikern kommt es während der Allgemeinanästhesie häufig zu Störungen von Atmung (siehe Abschnitt 2.1) und Kreislauf (siehe Abschnitt 2.2), insbesondere zu einer Hypotonie und einer Bradykardie. Bei der Intubation zur Narkoseeinleitung und bei der

Bronchoskopie besteht vielfach die Gefahr des Herzstillstandes sowie die Neigung zur autonomen Hyperreflexie, insbesondere bei Eingriffen im Bereich der Blase und des Enddarmes (siehe Abschnitt 2.6). Bei Lähmungen unterhalb von Th 6 sind in der Regel Störungen durch den Sympathikusausfall geringer und keine besonderen Vorsichtsmaßnahmen mit Ausnahme der Beachtung der autonomen Hyperreflexie erforderlich.

Bei hohen Lähmungen ist in Narkose ein strenges Monitoring erforderlich, da bei Intubation, Tracheotomie, Absaugen, Bronchoskopie oder Ösophaguskopie Bradykardien und Herzstillstand hauptsächlich aufgrund von vasovagalen Reflexen und auch wegen Hypoxie und Hyperkapnie vorkommen können. Die prophylaktische Atropin-Gabe zur Vermeidung von Kreislaufkomplikationen ist dringend notwendig. Spricht die Herzfrequenz auf 0,5 mg Atropin nicht an, so kann die Dosis ohne weiteres auf 1 mg erhöht werden.

Zur Einleitung einer Allgemeinanästhesie haben sich intravenöse Narkotika mit geringer kreislaufbelastender Wirkung bewährt wie Etomidate und auch Ketamine in niedriger Dosierung. Bei Verwendung von Barbituraten in Kombination mit Lachgas, Sauerstoff und vor allem in Kombination mit Halothan oder Ethrane ist bei hohen Rückenmarklähmungen die Gefahr des Blutdruckabfalles sehr groß. Herzrhythmusstörungen während der Einleitung und auch während der Aufrechterhaltung der Narkose sind relativ häufig. Sie müssen zielgerecht mit Antiarrhythmika behandelt werden. Depolarisierende Muskelrelaxantien, wie Succinylcholin bergen die Gefahr einer Hyperkaliämie mit Herzstillstand. Das Narkoserisiko bei Tetraplegikern mit hypovolämischen Schockzeichen ist sehr groß. Man verzichet deshalb bei diesen Patienten auf Narkosemittel, die den Blutdruck senken und auch auf depolarisierende Relaxantien und verwendet stattdessen besser nichtdepolarisierende Muskelrelaxantien, wie Pancuronium oder Alloferin.

Zur Volumenüberwachung verwendet man am besten einen zentralen Venenkatheter mit fortlaufender Druckmessung über einen Monitor. Kreislaufkrisen, zum Beispiel infolge von Überinfusionen, Blutverlust, Herzversagen usw., können damit rechtzeitig erfaßt werden.

Droll und *Rondormon* ziehen zur Beurteilung der Kreislauffüllung und der Leistung des Herzens den Swan-Ganz-Katheter vor, da sie damit das Lungenödem früher als durch den zentralen Venendruck erkennen. Auch lassen sich mit dem Swan-Ganz-Katheter eine vermehrte venöse Kapazität (z. B. durch Überinfusion) und ein Nachlassen der Herzkraft sowohl des rechten als auch des linken Herzens unterscheiden.

Bei intermittierender positiver Druckbeatmung sind insbesondere bei der Einleitung der Narkose Bradykardien unter 40/min. und bei Manipulationen an der Trachea und in den großen Bronchien, z. B. durch Absaugen, Herzstillstände möglich. Die Probleme durch Herz-Kreislauf-Störungen bestehen vor allem bei der Ein- und Ausleitung der Narkose. Während der Narkose sind die Kreislaufverhältnisse relativ stabil. Eine Hypo- und auch Hypertonie ist bei suffizienter Herzkraft weitgehend von der Volumenzufuhr abhängig.

Unterhalb von Th 6 kann bei kompletter Lähmung im Lähmungsbereich auch ohne Narkose operiert werden, wenn keine stärkere Spastik besteht. Selbstverständlich muß immer ein sicherer venöser Zugang für Notsituationen zur Verfügung stehen und eine sofortige Intubation möglich sein. Wir bevorzugen aus psychologischen Gründen auch bei Operationen im Lähmungsbereich eine geringgradige Sedierung mit Psychopharmaka oder die Berieselung mit Musik. Am schonendsten ist ein beruhigendes Gespräch des Anästhesisten mit dem Patienten während des operativen Eingriffes. Bei Eingriffen an Blase und Darm, unteren Gliedmaßen und bei Operationen von Kreuz- und Steißbeingeschwüren hat sich bei inkompletter Lähmung die Spinal- oder auch Peridural-Anästhesie bewährt. Technische

Schwierigkeiten können bei der Durchführung der rückenmarknahen Regionalanästhesie auftreten infolge von Kontrakturen, Versteifungen und Verbiegungen der Wirbelsäule nach Rückenmarkverletzungen. Absolute Kontraindikationen für die rückenmarknahen Anästhesien sind frische Wirbelbrüche, akute Entzündungen im zentralen Nervensystem, im Bereich der Rückenmarkhäute und der Hauteinstichstelle sowie hochdosierte Antikoagulantienbehandlungen usw.

Um einem Blutdruckabfall nach Einleitung einer Allgemein- oder auch einer rückenmarknahen Anästhesie entgegenzuwirken, ist eine Auffüllung des Kreislaufs vor Einleitung der Anästhesie zu empfehlen.

Grundsätzlich ist eine enge interdisziplinäre Zusammenarbeit zwischen Chirurg und Anästhesisten, insbesondere bei den frischen Halsmarkverletzten, erforderlich. Die vornehmste Aufgabe des Anästhesisten ist es nämlich, im Interesse des Patienten für den Chirurgen optimale Operationsbedingungen zu schaffen. Im Prinzip sollen therapeutische und diagnostische Eingriffe die Anästhesie rechtfertigen, mit anderen Worten heißt das: Die Anästhesie soll in der Regel für den Patienten keine größere Belastung darstellen als der therapeutische oder diagnostische Eingriff an sich.

5. Die operative Behandlung von Wirbelsäulen- und Rückenmarkverletzungen

Von Bertold Hübner

Vorbemerkung

Wie im Gehirn gibt es auch im Rückenmark keine „Heilung", keine Regeneration von verletzten Nervenzellen oder -bahnen, sondern es ist nur ein Ausgleich der Funktionen möglich, soweit sie überhaupt erhalten sind oder über die Nachbarschaft wieder in Gang gesetzt werden können. Daher ist eine Operation am Rückenmark zur Erreichung einer Heilung, einer Regeneration, *nicht sinnvoll*. Aber möglich und oft sehr zweckmäßig ist die Schaffung günstiger Bedingungen zur Erholung teilweise verletzter Rückenmarkabschnitte. Notwendig ist unter Umständen die operative Behandlung zur Abwehr oder Vorbeugung von drohenden Komplikationen.

Eine Anzeige zur Operation ist aber grundsätzlich nur dann gegeben, wenn sie nach unseren Vorstellungen als notwendig oder wenigstens sehr zweckmäßig zu erachten ist, d. h., wenn auf ungefährlichere, einfachere Art, zum Beispiel auf konservativem Wege, kein genügender Erfolg zu erwarten ist, und die allgemeinen und speziellen Operationsrisiken nicht zu groß sind. Es muß also sorgfältig abgewogen werden, in welchem Verhältnis Risiken und zu erwartender Gewinn stehen.

Vor jede Therapie gehört die Diagnose

Erst wenn mit Hilfe der Vorgeschichte, der Kenntnis des Unfallherganges, insbesondere des Verletzungsmechanismus, und der klinischen Untersuchung und Beobachtung Art, Umfang und Ortsbestimmung der Verletzung genügend geklärt sind, kann eine sinnvolle, bestmögliche Behandlung beginnen. Neben der eingehenden und sorgfältigen körperlichen, insbesondere neurologischen Untersuchung, die allerdings nicht selten durch den Schockzustand oder eine Bewußtseinsstörung sehr erschwert sein kann, ist es vor allem die Röntgenuntersuchung, die genaueren Aufschluß über die Wirbelsäulenverletzung und vermutliche Lage und Ausdehnung der Rückenmarkverletzung gibt. Neben Spezialaufnahmen (zum Beispiel im schrägen Durchmesser) waren es bislang die Schichtaufnahmen (Tomogramme), die genaueren Einblick in die Zerstörung der Anatomie des Wirbelkanals gaben.

Seit einigen Jahren gelingt es mit Hilfe der Computer-Tomographie hervorragende und aufschlußreiche Aufnahmen der Wirbelsäule im Verletzungsgebiet zu gewinnen, so daß die Frage der Notwendigkeit eines entlastenden oder korrigierenden Eingriffes wesentlich schneller und genauer beantwortet werden kann und dies ohne Gefahr und ohne größere Belastung oder Belästigung für den Verletzten (Abb. 1)!

Die bislang einzige und genauere Untersuchungsmethode zur Klärung der Verhältnisse im Rückenmarkkanal, insbesondere zur Prüfung der Liquorpassage, die Liquorpunktion und die Myelographie mit wasserlöslichem oder öligem Kontrastmittel, ist dadurch in nicht wenigen Fällen nicht mehr dringlich oder gar nicht mehr erforderlich.

Eine gute Computer-Tomographie, deren Qualität allerdings leider auch vom Gerät abhängig ist, läßt nicht nur knöcherne Veränderungen genau erkennen, sondern auch Bandscheibenzer-

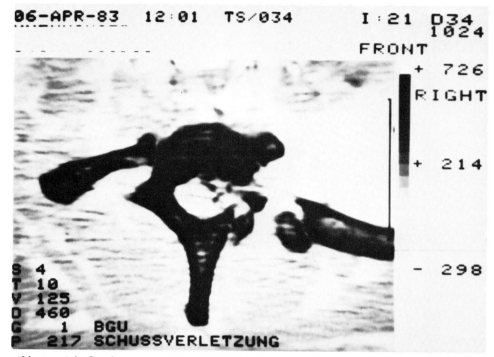

Abb. 1: Schußverletzung in Höhe C 7/TH 1. Computer-Tomogramm: Zertrümmerung des rechten Wirbelbogengelenkes mit Knochensplittern im Spinalkanal. Klinisch vollständige Querschnittlähmung in Höhe C 7/TH 1.

reißungen und -vorfälle, ja neuerdings, mit besonders hochauflösenden Geräten, auch die Rückenmarkquerschnittsstruktur, zum Beispiel die „Schmetterlingsfigur" im Rückenmark (Abb. 2).

Solange allerdings solche Geräte noch nicht in ausreichender Anzahl und Qualität in neurochirurgischen und Unfallkliniken zur Verfügung stehen, wird man die Indikationsstellung wie bisher vornehmen müssen. Auf jeden Fall sollte in allen fraglichen Fällen die Operationsindikation mit Hilfe der Schichtaufnahmen und einer Myelographie geprüft werden (Abb. 3).

Die Indikationen zur operativen Behandlung

von Wirbelsäulen- und Rückenmarkverletzungen können in drei Gruppen eingeteilt werden:

1. Absolute Indikation:
    a) bei offenen Verletzungen
    b) bei Kompression des Rückenmarks

Abb. 2: Rotationsluxation zwischen C 4/5 rechts mit Wurzelschaden C 5 rechts.
a) Computer-Tomographie: Darstellung der rechtsseitigen Luxation
b) Röntgen-Nativ-Aufnahmen nach der Verletzung
c) Zustand nach Reposition und operativer Verblockung

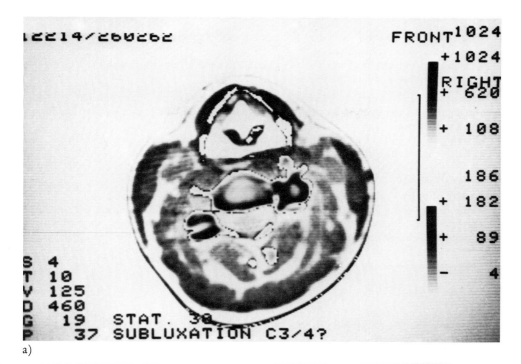

a)

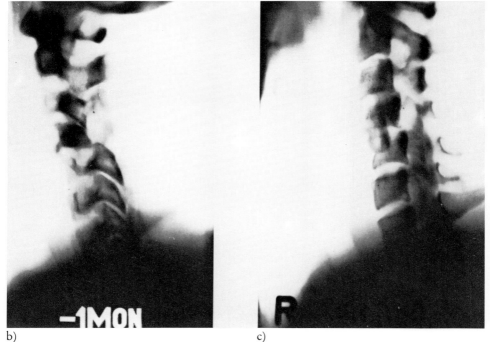

b) c)

2. Relative Indikation von der Rückenmarkschädigung aus gesehen:
   a) dringliche Indikation bei der Einengung des Rückenmarks infolge traumatischer Rückenmarkkanalveränderung,
   b) weniger dringliche Indikation bei Narbenbeschwerden und Störungen sowie Schmerzzuständen aus anatomischer Ursache.
3. Relative Indikation zur Operation von der Wirbelsäulenverletzung aus gesehen:
   a) dringlich bei der groben Instabilität, z. B. nach irreponibler Luxation oder Luxationstrümmerbruch,
   b) weniger dringlich bei der chronischen Instabilität mit Belastungsinsuffizienz und Belastungsschmerzhaftigkeit.

1. Die absolute Indikation
a) Bei der offenen Verletzung
Unbedingt notwendig ist die operative Versorgung von offenen Verletzungen, wie sie durch Schußverletzung, Stichverletzung oder bei schweren Gewalteinwirkungen nach Art einer Aufpflügung vorkommen, zum Beispiel bei einem Motorradfahrer, der auf eine scharfkantige

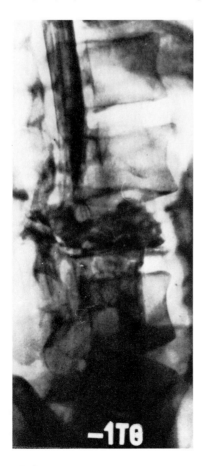

Abb. 3a: Trümmerbruch des 3. Lendenwirbels, inkomplette Querschnittlähmung. Myelographisch Passagestopp

Abb. 3b und c (auf Seite 69): Zustand nach Reposition, Entlastung, Duranaht und Stabilisierung mittels Harrington-Stäben

Leitplanke geschleudert wird, oder einem Holzarbeiter oder Landwirt, der in eine rotierende Säge fällt. Bei solchen Verletzungen kommt es darauf an, die Wunde gründlich zu säubern und auszuschneiden, Fremdkörper, wenn möglich, und Blutgerinsel zu entfernen, blutende Gefäße zu stillen und schließlich und vor allem die Rückenmarkhaut, die Dura spinalis, dicht und spannungsfrei durch Naht und Plastik zu verschließen, damit der Raum für das Rückenmark und vor allem das Rückenmarkwasser nicht mehr mit der Außenwelt in Verbindung steht und sich infizieren kann.

Die gefährlichste Komplikation einer solchen Verletzung ist die eitrige Hirn- und Rückenmarkhautentzündung, die Meningitis. Sicherheitshalber wird man deshalb in solchen Fällen zur Infektionsprophylaxe auch ein Antibiotikum in genügend hoher Dosierung geben.

Oft bereitet bei diesen Verletzungen die Wiederherstellung der knöchernen Stabilität, der Belastungsfähigkeit der Wirbelsäule Probleme, da nicht nur die Wirbelbögen oder Wirbelbogengelenke, sondern auch die Wirbelkörper verletzt, zerbrochen oder ausgerenkt sein können. In solchen Fällen besteht die schwierige Aufgabe des Operateurs darin, eine zuverlässige Einrenkung (Reposition) und, wenn möglich, knöcherne Verbindung (Fusion) vorzunehmen, unter Umständen unter Zuhilfenahme von Schrauben, Platten, Nägeln oder anderen Hilfsmitteln (siehe auch weiter unten).

b) Bei der akuten Rückenmarkkompression

Eine weitere absolute Indikation zur Operation von Wirbelsäulen- und Rückenmarkverletzungen ist das Auftreten eines Blutergusses im Rückenmark oder um das Rückenmark, beziehungsweise dessen Haut, herum. Diese „Hämatomyelie" oder „intramedulläres Hämatom" beziehungsweise „epidurales Hämatom" genannten Komplikationen treten gelegentlich bei der Verletzung von kleinen Schlagadern (Arterien) oder größeren Blutadern (Venen) in

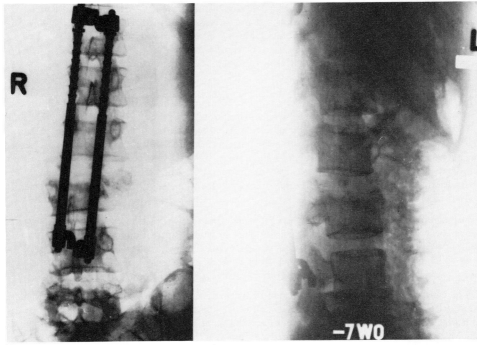

b)   c)

diesem Gebiet auf und verursachen nach anfänglich nur geringeren Störungen innerhalb Stunden zunehmende Lähmungserscheinungen. Aus diesen oft nur durch sorgfältige und häufige Kontrolluntersuchung zu findenden Symptomen ergibt sich die dringende Anzeige, umgehend das Verletzungsgebiet operativ freizulegen und den Bluterguß zu entfernen, die Blutung zu stillen. In günstig gelagerten Fällen lassen sich bei rechtzeitigem und richtigem Vorgehen drohende Querschnittlähmungen vermeiden oder zumindest mildern.

Die Indikation zu dieser Art Eingriff zu stellen, ist besonders deshalb nicht einfach, weil nach einer Rückenmarkverletzung es regelmäßig zu einer mehr oder weniger starken Schwellung und damit örtlichen Durchblutungsstörung des Marks kommt, die nicht selten ähnliche Symptome wie eine Blutung aufzeigen. Die Unterscheidung ist aber aus dem Verletzungsmechanismus und dem Verlauf der Symptome dem Erfahrenen oft möglich. Wenn ein geeigneter Ganzkörper-Computer-Tomograph zur Verfügung steht, wird sich die Diagnose rasch und verläßlich stellen lassen.

2. Die relative Indikation

Nachdem die absolute Indikation bei jedem Grad von Querschnittlähmung ihre Berechtigung besitzt, also bei der Hämatomyelie auch, wenn schon eine vollständige Querschnittlähmung droht oder gerade eingetreten ist, besteht eine relative Indikation aus der Sicht der Rückenmarkschädigung nur bei der teilweisen Schädigung.

Dringliche relative Indikation

Sie besteht, vorausgesetzt die Rückenmarkfunktion ist nicht vollständig unterbrochen, bei gröberen Einengungen oder isolierter Raumforderung durch Knochensplitter oder Bandscheibensequester im Spinalkanal, erkennbar aus der Röntgenuntersuchung, der Schichtuntersuchung, der Myelographie oder der Computer-Tomographie. Hier ist eine schonende Entlastung des Rückenmarkschlauches, eine Korrektur von Fehlstellungen, insbesondere Luxationen, und schließlich eine Stabilisierung mit autologem oder Fremdmaterial erforderlich. Eine zerrissene Dura sollte verschlossen werden. Beim Vorliegen verletzter Caudafasern oder Wurzeln ist der Versuch einer Klebung, Naht oder Transplantation anzustreben.

Weniger dringliche Indikation

Eine operative Behandlung der Verletzung des Rückenmarks kann sehr zweckmäßig und sinnvoll sein, wenn die Rückbildung einer nur unvollständigen Rückenmarkschädigung nicht recht fortschreiten will, offenbar aufgrund röntgenologisch nachzuweisender Verschiebung oder Knochenabsplitterung, die den Rückenmarkschlauch oder das Rückenmark selbst beengen oder bedrücken. In solchen Fällen kann es nach Wochen oder auch noch nach Monaten zweckmäßig sein, nach entsprechender Klärung durch die oben genannten Methoden, das verletzte Gebiet freizulegen und von knöchernem und Narbendruck vorsichtig zu befreien.

In bestimmten Fällen, zum Beispiel beim Vorliegen von unvollständigen Lähmungen oder Störungen sowie Narbenschmerzen, wird man versuchen, unter Benutzung des Operationsmikroskopes und sogenannter Mikroinstrumente eine Narbenlösung des Rückenmarks selbst, eine sogenannte intradurale Myelolyse, vorzunehmen, um eine Verbesserung der örtlichen Durchblutung und des Liquorflusses in der Verletzungsregion zu erreichen.

Leider sind die bisher bekanntgewordenen Ergebnisse solcher Eingriffe sehr unterschiedlich. Muß doch dabei berücksichtigt werden, daß nicht nur der Eingriff als solcher eine Belastung darstellt, sondern daß auch die mühsam wieder in Gang gebrachte teilweise Rückenmarktätigkeit durch geringste operative oder postoperative Veränderungen unwiederbringlich geschädigt werden kann. Das Risiko derartiger Myelolysen muß daher nach wie vor als recht hoch angesehen werden. So werden denn auch die Richtlinien für diese Indikationsstellung noch sehr unterschiedlich gehandhabt.

Etwas anderes ist es mit der operativen Narbenlösung im Bereich der aus dem Rückenmarkkanal austretenden Nervenwurzeln. Diese können sowohl durch traumatisch enstandene Bandscheibenvorfälle, wie auch durch abgesprengte Knochensplitter vor allem in der Nähe des Zwischenwirbelloches höhergradig eingeklemmt sein, so daß segmentale, d. h. eben von einer Wurzel ausgehende Störungen von Motorik und Gefühl sowie erhebliche Schmerzen den Weg zur Ursache und ihrer Beseitigung weisen. In solchen Fällen ist die operative Entlastung, also die Beseitigung von Narben-, Bandscheiben- oder Knochengewebe, sehr sinnvoll. Der Eingriff ist weniger komplikationsgefährdet, weil die Nervenwurzeln auch bei höhergradiger Einklemmung widerstandsfähiger und erholungsfähiger sind als das Rückenmarkgewebe.

3. Relative Indikation aus der Sicht der Wirbelsäulenverletzung

Eine weitere Verletzungsfolge ist die sogenannte Instabilität. Sie ist nicht nur ein statisches Problem, sondern auch im Hinblick auf die Rückenmark- und Nervenwurzelschädigung zu sehen (siehe unten). Besonders im Bereich der Halswirbelsäule, oft aber auch der Lendenwirbelsäule, seltener der Brustwirbelsäule, kann durch eine schwere Verletzung eine Zerreissung des Band- und Bandscheibenapparates mit entsprechenden Brüchen der Wirbelbögen, Bogenwurzeln und der Wirbelkörper selbst zu einer starken Verschiebung, einer Luxation und naturgemäß auch zu einer weitgehenden Trennung der Weichgewebe führen.

Solche Wirbelverletzungen sind nicht selten vom Augenblick des Unfalles an derartig lose und verschiebbar, daß auch bei vorsichtiger Lagerung und sorgfältiger Pflege immer wieder die Gefahr einer erstmaligen oder wiederholten Rückenmarkschädigung besteht.

Hieraus ergibt sich eine *dringliche relative Indikation* zu einer baldmöglichen Reposition, wenn nötig Entlastung, und vor allem Fusion, d. h. möglichst gründlicher und fester Verbindung der verletzten Abschnitte miteinander durch körpereigenen oder fremden Knochen und/oder verschiedene Metall- oder Kunststoffhilfsmittel. Wird eine frühzeitige Stabilisierung nicht durchgeführt, kann die Heilung außerordentlich verzögert sein. Ja, es kann zu einer nur bindegewebigen Heilung kommen, weil sich nämlich Weichgewebe, vor allem Bandscheibengewebe, in die Bruchspalten eingepreßt hat, so daß dann *die dringliche relative Indikation zur Spätstabilisierung* entsteht. Eine solch ungenügende Heilung, eine Spätinstabilität, kann besonders im Bereich der Halswirbelsäule hartnäckige und sehr unangenehme Beschwerden unterhalten, ohne daß echte neurologische Störungen oder Ausfälle vorliegen. Aber auch im Brust-Lendenbereich sind derartige Störungen und Beschwerden nicht selten. In all solchen Fällen ist die operative Stabilisierung zu erwägen. Sie soll eine knöcherne Verfestigung in anatomisch richtiger Stellung zum Ziele haben.

Im Bereich der Halswirbelsäule hat sich seit 20 Jahren besonders eine Methode durchgesetzt, die von dem amerikanischen Neurochirurgen *Cloward* angegeben wurde und zahlreiche Abwandlungen erfahren hat:

Es ist zumeist ohne besondere Schwierigkeiten möglich, das Verletzungsgebiet an der Halswirbelsäule, insbesondere an der mittleren und unteren Halswirbelsäule, von vorn her operativ darzustellen. Dadurch kann das die Heilung aufhaltende oder verhindernde Gewebe, vor allem der Zwischenwirbelscheibe, entfernt und durch einen Knochenblock ersetzt werden, der aus dem Beckenkamm oder dem Schienbein des Verletzten vorher entnommen wurde, oder der aus der Knochenbank stammt. Auch Knochenzement wird gelegentlich verwendet (Abb. 4).

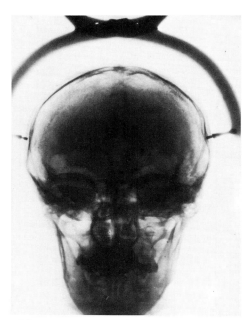
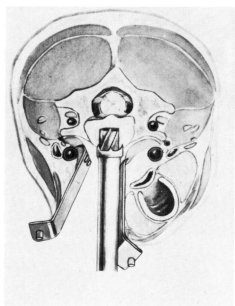

Abb. 4a: Röntgenaufnahme einer am Schädel angelegten Crutchfield-Klammer zur Extension einer verletzten Halswirbelsäule

Abb. 4b: Schema des operativen Zuganges an der Halswirbelsäule von vorn nach CLO-WARD. Zugang von rechts vorn. Kehlkopf, Luftröhre und Speiseröhre werden nach links verzogen, die rechten Halsgefäße und der Kopfnicker nach rechts. Bohrer und Bohrerhülse befinden sich bereits im Wirbelspalt.

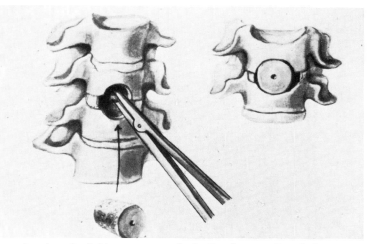

Abb. 4c: Ausbohren des Zwischenwirbelspaltes und Herausziehen von Bandscheibenresten mit der Faßzange. Anschließend Einbringen des genau eingepaßten Knochendübels, notfalls unter Zug an der Crutchfield-Extension, damit anschließend eine genügende feste Einklemmung besteht

Die Bilder 4a, 4b, 4c wurden dem Buch Neurotraumatologie, Band 2, von Kessel, Guttmann und Maurer, im Urban & Schwarzenberg Verlag, München, entnommen.

Diese Art des Eingriffes hat sich sehr bewährt und erfahrene Operateure haben so gute Ergebnisse damit erzielt, daß an der Halswirbelsäule auch nur drohende Instabilitäten meist frühzeitig mit gutem Erfolg und ohne größeres Risiko versorgt, d. h. verblockt werden. Eine Fehlstellung kann meist zur gleichen Zeit durch Extension mittels Crutchfield-Zange korrigiert und die Wirbelsäule in richtiger Stellung fixiert werden (Abb. 5).

Abb. 5a: Verrenkung zwischen dem 5. und 6. Halswirbel

Abb. 5b: Der Bruch wurde in Narkose mittels Crutchfield-Extension reponiert und anschließend ein Knochenpflock zur Herstellung einer knöchernen Verbindung in das Gebiet der ausgeräumten Bandscheibe eingebracht.

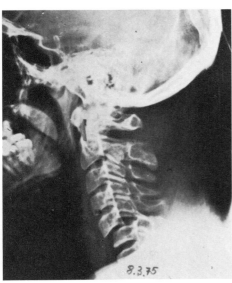
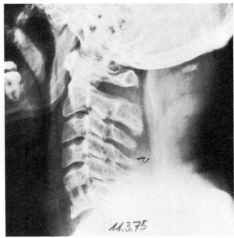

Im Bereich der Lendenwirbelsäule sind die Möglichkeiten einer solchen operativen Korrektur und Verblockung schwieriger, da der Zugang von vorn durch den Bauch- oder Brustraum für den Operateur und den Verletzten schwieriger und belastender ist und nicht zuletzt, weil die Befestigung von Knochenmaterial in dieser Region schwieriger und weniger zuverlässig ist infolge der außerordentlich stark wirksamen Züge der Rumpfmuskulatur.

Aus diesem Grunde wird vielfach versucht, Verletzungen der Lendenwirbelsäule mit Früh- oder Spätinstabilität durch einen Zugang von hinten zu versorgen, indem man nach Reposition und gegebenenfalls Entlastung nun mittels Schienen und Schrauben, aber auch Drähten, Kunststoff und vor allem Knochenspänen eine genügende Festigkeit und spätere Belastungsfähigkeit erreichen will (Abb. 6).

Die Versuche, die Festigkeit durch Fremdkörper alleine zu erzielen, führen leider nur selten zu befriedigenden Ergebnissen, weil der Körper infolge des kräftigen Zuges der Rumpfmuskulatur nicht ideal ruhiggestellt werden kann und so keine innigere Verbindung mit dem Fremdkörpermaterial eingeht, sondern sich im Gegenteil über kurz oder lang der Fremdkörper zu entledigen trachtet. Da von der Mechanik her diese Stabilisierungsmethode nicht am kürzesten, sondern an einem verhältnismäßig langen Bewegungshebel ansetzt, heilen auch Knochenspäne nicht immer zuverlässig ein, zumal sich die Stellung der verletzten Knochenbruchstücke lange Zeit zueinander verändern kann. Dennoch muß in besonders schweren Fällen von Verschiebungen und Instabilität, insbesondere bei drohender Rückenmark- oder

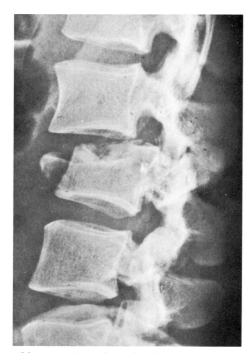 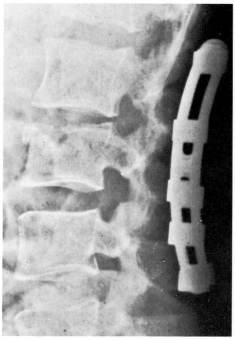

Abb. 6a: Verrenkungsbruch zwischen 2. und 3. Lendenwirbel mit Eindrückbruch der Deckplatte des 3. Lendenwirbels

Abb. 6b: Nach operativer Einrenkung Anbringen einer Metallplatte mit Schrauben an den Dornfortsätzen zur Fixation des verletzten Gebietes

Nervenwurzelschädigung versucht werden, eine hinreichende Stabilität auch im Brust-Lendenbereich zu erzielen.

Die in jüngster Zeit entwickelten Methoden, dieses mittels Harrington-Stäben, Weiß-Federn und Roy-Camille-Schienen und -Schrauben zu unternehmen, sind in geeigneten Fällen erfolgversprechend, am besten in Verbindung mit Knochentransplantaten. Dies sind aber Eingriffe, die nur in Einrichtungen mit Operateuren, die größere Erfahrung auf diesem Gebiet haben, vorgenommen werden sollten (Abb. 7).

Bei aller Problematik der operativen Behandlung, insbesondere bei der Abwägung der Risiken zur Stellung der relativen Indikation, darf nicht unberücksichtigt bleiben, daß auch die konservative Behandlung bei solchen schweren Verletzungen ihre erheblichen Risiken birgt. Man denke an Lagerungsschwierigkeiten mit Gefahren für Rückenmark und Rückenmarkfunktion, an Druckgeschwüre und Thrombosen bei längerer Ruhigstellung. Die stabilisierende Operation kann nicht selten die Pflege des verletzten Querschnittgelähmten wesentlich erleichtern und seine Belastbarkeit, als einer wesentlichen Voraussetzung der Rehabilitation, beschleunigen und die Liegezeit verkürzen.

Abb. 7a und b (auf Seite 75): Kompressionsbruch des 5. Brustwirbels ohne neurologische Ausfälle. Zustand nach Reposition und Stabilisierung mittels interpedunkulärer Verplattung und Verschraubung

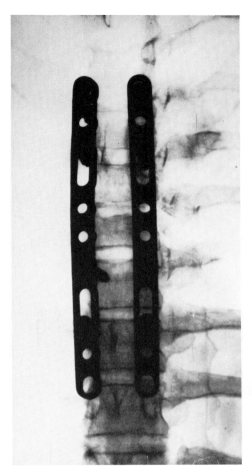 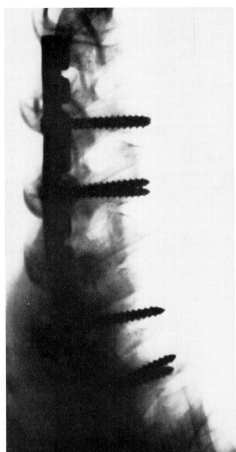

Abb. 7a   Abb. 7b

6. Behandlungsziele der Rehabilitation entsprechend der Läsionshöhe

Von Dieter Stock

Das Ziel unverzüglich einzuleitender und durchzuführender Rehabilitationsmaßnahmen muß individuell und entsprechend der sich aus der Lokalisation der Rückenmarkschädigung ergebenden Behinderung festgelegt werden.

Generell dienen alle geeigneten, aufeinander abzustimmenden Maßnahmen dem Ziel, den Verletzten soweit als möglich zu allen Verrichtungen des täglichen Lebens selbständig und von fremder Hilfe unabhängig werden zu lassen, um ihm seine Würde in der Familie, im Beruf und in der Gesellschaft zu erhalten. Diese Aufgabe kann nur in enger Zusammenarbeit der im Team der Rehabilitation tätigen medizinischen, physiotherapeutischen, psychologischen, sozialen und gegebenenfalls schulischen sowie berufsfördernden Fachkräfte erfüllt werden. Allerdings können alle Rehabilitationsmaßnahmen nur dann erfolgreich sein, wenn der Verletzte dabei auch selbst aktiv mitarbeitet. Die Voraussetzung hierfür ist, daß der mit der Koordination beauftragte Arzt zu einem möglichst frühen Zeitpunkt den Verletzten in allen Einzelheiten über Art und Umfang der Behinderung aufklärend informiert.

Nur so kann der sich oftmals abzeichnenden Resignation des Patienten entgegengewirkt und er zur dringlich erforderlichen Kooperation angehalten werden.

Die realisierbaren Möglichkeiten der Wiederherstellung, die uns Schwerpunkte in der Behandlung setzen lassen, sind abhängig von der Höhe der Rückenmarkläsion, vom Alter des Verletzten, seiner psychischen Verfassung, seiner Intelligenz und Mitarbeitsbereitschaft, von Nebenverletzungen oder unfallbedingten Komplikationen sowie nicht zuletzt vom Ausmaß evtl. behandlungsabhängiger Komplikationen, somit von einer ordnungsgemäßen, optimalen allgemeinen Pflege.

Es gilt daher, die die Rehabilitation in vielen Fällen unnötig erschwerenden und verlängernden sowie den Verletzten unnötig belastenden und gefährdenden *Folgen einer unsachgemäßen Behandlung*, wie Druckgeschwüre, Gelenkversteifungen sowie Blasensteine und Harnröhrenfisteln nach Dauerkatheterbehandlung, *zu vermeiden*. Schwestern und Pfleger haben hier in Zusammenarbeit mit den physiotherapeutischen Fachkräften eine besonders verantwortungsvolle Aufgabe.

Die genaue Definition der im Einzelfall vorliegenden Querschnittlähmung richtet sich, sofern sie komplett ist, nach folgenden, unterhalb der Rückenmarkverletzung bestehenden Funktionsausfällen:
a) Verlust der willkürlichen Muskelfunktion,
b) Verlust der Eigen- und Fremdreflexe,
c) Ausfall der Gefühlswahrnehmung aller Qualitäten,
d) Fehlen der willkürlichen Kontrolle über Blasen-, Darm- und Sexualfunktionen,
e) Störungen vegetativer Funktionen, wie Wärmeregulation, Kreislauf- und Atemtätigkeit, Schweißsekretion.

1. Halsmarklähmung (Tetraplegie)

1.1. Oberhalb C 4
Ein Überleben ist nur bei sofortiger künstlicher Beatmung möglich, da neben einer

vollständigen Lähmung der Atem- und Atemhilfsmuskulatur auch eine Lähmung des Diaphragma (C 2–C 4) vorliegt. Gänzlich funktionsuntüchtig sind auch die oberen Gliedmaßen, irgendeine Greifform ist in keinem Falle ausführbar. Innerviert wird lediglich die mimische Gesichtsmuskulatur durch den 7. Hirnnerven, den N. facialis, der M. sternocleidomastoideus durch den N. accessorius (C 2 und C 3), der M. trapezius (C 2–C 4) und der M. levator scapulae (C 3–C 5).

1.2. Unterhalb C 5
Auch ohne sofortige künstliche Beatmung wird diese schwere Verletzung überlebt, die Atmung ist zwar deutlich eingeschränkt und das Atemvolumen herabgesetzt, jedoch ist die reine Bauchatmung über das innervierte Diaphragma zumeist ausreichend. Da Hände und Finger vollkommen gelähmt sind, ist der Behinderte im Alltag in allem abhängig von einer Hilfsperson. Irgendwelche praktisch nutzbaren Greifmöglichkeiten bestehen nicht, an den Fingern ist die Oberflächensensibilität ausgefallen.

Die überwiegend aus den Segmenten C 4–C 6 innervierte Schultermuskulatur ist weitgehend funktionstüchtig. Im Ellengelenk kann der Arm aktiv gebeugt werden durch den M. biceps brachii und M. brachio-radialis, beide Muskeln werden im wesentlichen aus den Segmenten C 5 und C 6 innerviert. Die aktive Beugung im Ellengelenk ist erhalten, wenn auch in unterschiedlicher Stärke. Da der für eine Streckung im Ellengelenk benötigte M. triceps brachii (C 7 und C 8) gelähmt ist, kann das Gelenk lediglich passiv blockiert werden, wobei die Voraussetzung hierzu eine Außendrehstellung des Oberarmes im Schultergelenk ist.

Das Fortbewegen ist nur im Rollstuhl möglich, wobei der Behinderte durchaus in der Lage ist, einen mechanischen Rollstuhl selbst zu fahren. Ein Elektrofahrstuhl mit elektronischer Steuerung wird meist benötigt. Die Sitzposition des Schwerbehinderten ist lediglich passiv, d. h. eine muskuläre Stabilisierung kann der die einzige aktive muskuläre Verbindung

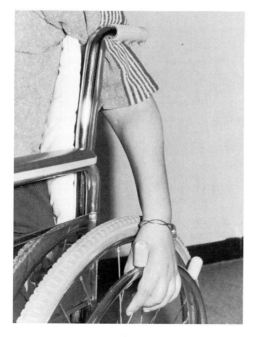

Abb. 1: Der Arm liegt hinter dem Haltegriff des Rollstuhles, die Greifreifen mit Noppen werden mit aktiver Beugung im Ellengelenk vorwärtsgedrückt

zwischen dem Schultergürtel und der Brustwirbelsäule herstellende M. trapezius (C 2–C 4) allein nicht gewährleisten. Gänzlich fehlt eine muskuläre Stabilisierung zwischen Schultergürtel und Becken. Ausgeglichen kann dies zum Teil dadurch werden, daß ein Arm des Behinderten um die Lehne des Rollstuhles gelegt und so durch die funktionstüchtige Muskulatur des Schulterblattes eine gewisse Verbesserung der Sitzposition erzielt wird (Abb. 1). In manchen Fällen jedoch sind seitliche Rückenstützen am Rollstuhl und eine Fixierung mit Sitz- und Schultergurten angebracht.

Mit Hilfe einer am Rollstuhl anzubringenden beweglichen Armschiene ist es diesen Behinderten möglich, unter Verwendung von technischen Hilfen, zerkleinerte Speisen zu sich zu nehmen, zu trinken und es versetzt so diese Behinderte in die Lage, wenigstens kurzzeitig am Tage ohne fremde Hilfe zu sein. Das zur Stabilisierung des Kreislaufes, zur Verhütung von Gelenkkontrakturen und weiterer Kalksalzverarmung der Knochen sowie zur Entlastung der ableitenden Harnwege unbedingt täglich durchzuführende *Stehtraining* erfolgt im Stehbett, auf einem elektrohydraulischen Stehbrett, an einem Stehbarren oder in einem Aufrichterollstuhl. Das Überwechseln vom Rollstuhl auf das Bett oder auf das Stehbrett ist nur mit fremder Hilfe ausführbar.

Zur Entleerung der Harnblase muß in vielen Fällen der M. detrusor vesicae zur Kontraktion gereizt werden. Dies kann dadurch geschehen, daß die Bauchwand über der Blase in regelmäßigen Abständen beklopft wird (Blasentraining) sowie durch Bestreichen der Oberschenkelinnenseiten oder der Genitalien. Wenn die Armkraft des Behinderten hierzu nicht ausreicht, muß dies von einer Hilfsperson ausgeführt werden. Dies gilt auch für das Anbringen eines Urinals bzw. – sofern erforderlich – für ein- oder mehrmaliges Katheterisieren täglich. Auch für die im Bett regelmäßig herbeizuführende Stuhlentleerung ist zum Einführen von Suppositorien und zur Reinigung eine Hilfsperson unumgänglich. Vor nahezu ausnahmslos unnötigen Darmausräumungen wird gewarnt, da neben einem Gewöhnungsfaktor es zu Verletzungen der Schleimhaut im Enddarm und am Anus mit nachfolgenden schrumpfenden Narbenbildungen kommen kann.

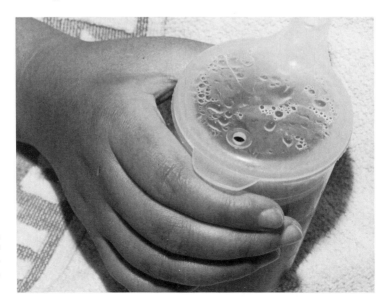

Abb. 2: Passive, tertiäre Greifform mit aktiver Strekkung im Ellengelenk

Die Möglichkeiten sportlicher Betätigungen sind begrenzt. Empfehlenswert sind Bewegungsbäder und Schwimmen. In Einzelfällen ist das Spielen von Tischtennis möglich, wobei jedoch der Schläger wegen fehlender Greiffunktion der Hand angewickelt werden muß.

1.3. Unterhalb C 6

Das wichtigste Erkennungszeichen dieser Schädigungshöhe ist die Funktionstüchtigkeit des M. extensor carpi radialis (C 5–C 7) zur eigentätigen Streckung der Hand im Handgelenk unter gleichzeitiger speichenwärtiger Kantung. Hierdurch wird auf dem Boden einer passiven Verkürzung der Beugesehnen (Tenodesen-Effekt) die sogenannte „tertiäre Grifform" oder „Funktionshand" möglich: Leichtere und nicht zu kleine Gegenstände können dadurch ergriffen und angehoben werden, daß die gelähmten Finger, an denen nun auch eine

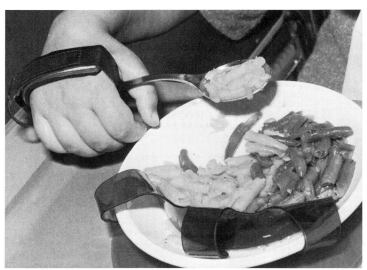

Abb. 3, 4 und 5:
Technische Hilfen werden von der Ergotherapeutin angefertigt. Bei fehlender Greiffunktion der Hand muß der Umgang mit den Eß- und Schreibhilfen geübt werden

◄

Abb. 3

Abb. 4

Abb. 5

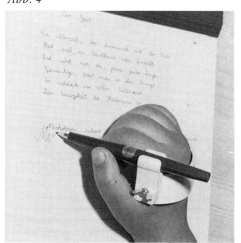

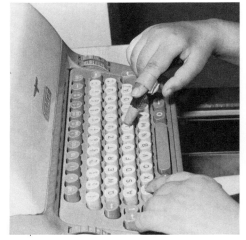

funktionell ausreichende Schutzsensibilität vorhanden ist, passiv bei gleichzeitig gebeugtem Handgelenk um den zu greifenden Gegenstand gelegt werden und es bei anschließend aktiver Streckung im Handgelenk zu einem passiven Faustschluß kommt (Abb. 2).

Diese charakteristische Griffform reicht jedoch noch nicht aus, um den Behinderten in Belangen des täglichen Lebens unabhängig zu machen von fremder Hilfe, benötigt werden auch zum Essen, Trinken, Schreiben u. dgl. technische Hilfen (Abb. 3, 4, 5).

Das tägliche Stehtraining erfolgt auf einem Übungsgerät, das ein elektrohydraulisches Stehbrett, ein Stehbarren oder ein Aufrichterollstuhl sein kann (Abb. 6).

Nun ist auch zum Sitzen eine aktive Position mit deutlicher Verbesserung der Balance ermöglicht durch eine teilweise Funktionstüchtigkeit des M. latissimus dorsi (C 6–C 8). Dieser Muskel stellt eine Verbindung her zwischen dem Schultergürtel und dem Becken. Für den Behinderten bedeutet dies, daß er nun auch gleichzeitig zwischen beiden Händen größere Gegenstände halten kann, er braucht nämlich nicht mehr einen Arm hinter die Rollstuhllehne zu legen, um seine Sitzposition zu sichern.

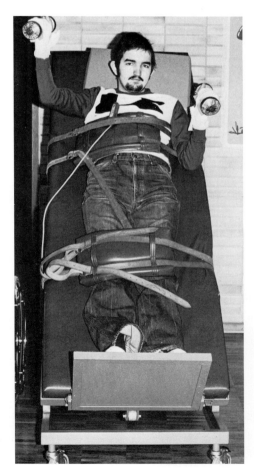

Abb. 6: Stehtraining auf elektrohydraulischem Stehbrett mit gleichzeitiger Möglichkeit der Muskelkräftigung am Schultergürtel und Oberarm

Das Überwechseln vom Rollstuhl auf das Bett ist weitgehend selbständig ausführbar. Der Behinderte legt zunächst die Beine mit Hilfe einer Fußschlinge hoch. Der Abstand zwischen Bett und Rollstuhl wird mit einem sogenannten „Rutschbrett" überbrückt. Schließlich stemmt der Behinderte das Gesäß hoch unter passiver Blockierung der Ellengelenke und hierzu erforderlicher gleichzeitiger Außendrehung des Oberarmes im Schultergelenk (Abb. 7, 8).

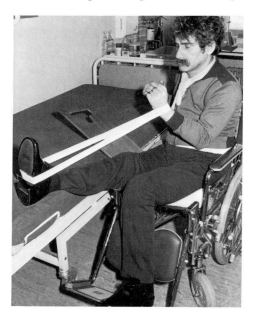

Abb. 7

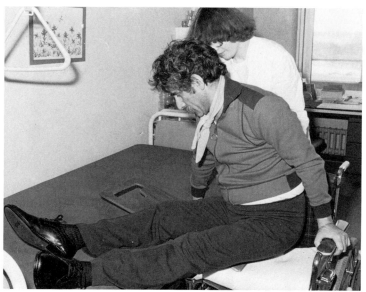

Abb. 8

Abb. 7 und 8: Anleitung durch die Ergotherapeutin beim Überwechseln vom Rollstuhl auf das Bett

Der Rollstuhl ist unentbehrlich, der Behinderte kann ihn selbständig fahren, Noppen an den Greifrädern erleichtern das Vorwärtsbewegen, das durch Daumenballendruck der Hände erfolgt. Rollstuhlhandschuhe schützen vor Verletzungen, Bremshebelverlängerungen sind angezeigt. Um weitere Wegstrecken zu bewältigen, besteht heute grundsätzlich die Möglichkeit, daß der Behinderte mit einer Läsion unterhalb C 6 nach entsprechender Fahrausbildung sich wieder aktiv im Kraftfahrzeug am Straßenverkehr beteiligen kann.

Die Möglichkeit einer Berufsausbildung oder Weiterbildung in einem beruflichen Rehabilitationszentrum ist sorgfältig zu prüfen. Unumgänglich hierfür ist eine gewisse Intelligenz der Behinderten. Aufschlußgebend wird das Ergebnis eines etwa zweiwöchigen Testaufenthaltes möglichst in dem vorgesehenen Rehabilitationszentrum sein.

1.4. Unterhalb C 7

Deutlich im Vordergrund steht nun die erhaltene Funktion des M. triceps brachii (C 7 und C 8) zur aktiven Streckung im Ellengelenk. Dies ist von entscheidender Bedeutung für die jetzt gegebene, weitgehende Unabhängigkeit von fremder Hilfe. Die völlige und kräftige Streckung im Ellengelenk erlaubt es dem Behinderten, sich allein im Rollstuhl hochzustützen und so die Weichteile des Gesäßes zu entlasten. Für die Gebrauchsbewegungen des täglichen Lebens, und hierzu zählen u. a. das Durchbewegen der Beine, das Drehen und Lagern im Bett, das Überwechseln vom Rollstuhl auf das Bett, in die Badewanne und auf die Toilette, das Einsteigen in das Auto, werden, wenn überhaupt, nur geringfügige Hilfestellungen benötigt.

Abb. 9 und 10: Stabilisierung der Kniegelenke mit Kreuzschienen

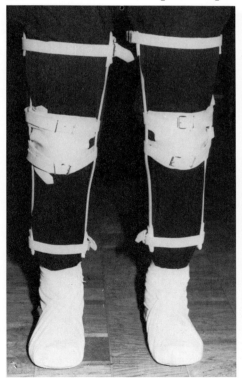
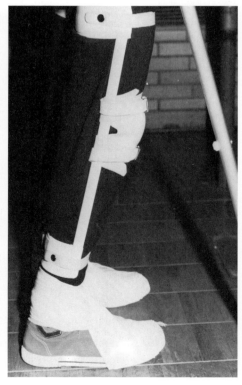

Der Rollstuhl wird vom Behinderten weitgehend beherrscht, das Sitzen geschieht aufrecht mit sicherer Sitzbalance. Die Greifreifen des Rollstuhles sollten wegen der geringen Greiffunktion der Hände mit Gummibezügen versehen sein.

Die Schultergelenke können eigentätig frei bewegt werden. Die Greiffunktion der Hände ist in Form der „Funktionshand" möglich und für den Behinderten von großem Nutzen. Es muß sehr intensiv auf eine Verbesserung der Kraft bei der aktiven Streckung im Handgelenk hingearbeitet werden, daneben jedoch ebenso auf eine Kräftigung der Oberarm- und Schultermuskulatur.

Das tägliche Stehtraining erfolgt am Barren, wobei nun auch gleichzeitig ein aktives Muskeltraining der Arm- und Schultergürtelmuskulatur erzielt wird. Die Kniegelenke werden mit Kreuzschienen stabilisiert (Abb. 9 und 10). Erfolgt das Training an einem freistehenden Barren, entfällt die zusätzliche Stabilisierung der Kniegelenke mit Schienen (Abb. 10a).

Der Behinderte ist in der Lage, nach entsprechender Fahrunterweisung einen umgerüsteten Automatik-Personenwagen selbständig zu steuern. Der Umbau des Wagens muß selbstverständlich der völligen Lähmung aller Finger und auch der kleinen Handmuskeln Rechnung tragen.

Eine sinnvolle Berufsausbildung unter adaptierten Bedingungen sowie regelmäßig durchzuführende sportliche Betätigungen sind anzustreben.

1.5. Unterhalb C 8/TH 1
Die Beuge- und Streckfähigkeit der Langfinger und des Daumens sind erhalten, infolgedessen wird eine brauchbare Geschicklichkeit der Hände in den Belangen des täglichen Lebens und

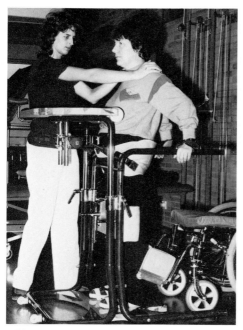
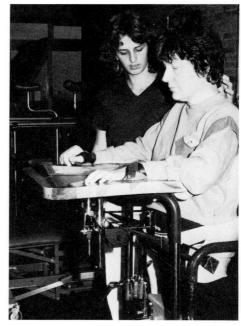

Abb. 10a: Während des Stehtrainings sind auf der Arbeitsplatte Lesen, Schreiben oder leichte Beschäftigung, z. B. Flechten, möglich

am Arbeitsplatz erzielt, wenn auch der Spitzgriff durch Herabsetzung der groben Kraft wenig effektiv ist. Gelähmt ist nämlich der das Daumengrundglied stabilisierende M. adductor policis (C 8 und TH 1) und die kleinen Handmuskeln (Mm. interossei und Mm. lumbricales) (C 8 und TH 1).

Der Behinderte ist bei Gebrauchsbewegungen des täglichen Lebens so gut wie unabhängig von fremder Hilfe, Voraussetzung hierfür ist jedoch, daß keine Gelenkkontrakturen, Verknöcherungen im Bereich der Hüft- und Kniegelenke (Paraosteoarthropathie) vorliegen. Hinderlich ist auch in vielen Fällen ein ausgeprägter Spasmus. Der Rollstuhl ist unentbehrlich, der Behinderte kann sich selbständig aus dem Stuhl in den Barren stellen und das Gehen im Barren mit stabilisierenden Kreuzschienen in der Technik des Zuschwungganges ausführen. Der Rollstuhl kann nun auch im Gelände weitgehend beherrscht werden dadurch, daß durch Kippen und somit Fahren auf zwei Rädern das Überwinden einer Stufe möglich ist.

Auf regelmäßige sportliche Betätigungen im Rollstuhl sollte zur Erhaltung einer allgemeinen körperlichen Fitneß Wert gelegt werden.

2. Brust-, Lumbal- und Sacralmarklähmung (Paraplegie)
2.1. Unterhalb TH 1–5
Neben der völligen Lähmung der Beine sind auch Bauch- und Beckenmuskulatur gelähmt. Zur Stabilisierung des Beckens und damit von Bedeutung für die aktive Sitzsicherheit steht lediglich der M. latissimus dorsi (C 6–C 8) zur Verfügung. Die oberen Extremitäten sind voll funktionstüchtig, ihnen kommt nach intensivem, kräftigendem Training ein wesentlicher Beitrag zu für die anzustrebende, völlige Selbständigkeit aus dem Rollstuhl heraus in entsprechend angepaßter Umgebung.

Die Intercostalmuskulatur ist gelähmt und die Bauchpresse fehlt, so daß eine gewisse Beeinträchtigung der Atmung vorliegt und das Abhusten erschwert ist.

Der Rollstuhl ist für den Behinderten unentbehrlich. Zum Stehen und Gehen ist eine individuell durchzuführende Versorgung mit Oberschenkelschienenhülsenapparaten (Orthesen), versehen mit Kniefeststellungen und Fußheberschienengelenken unumgänglich (Abb. 11, 12). Voraussetzung hierfür ist, daß der Behinderte sein eigenes Körpergewicht hochstemmen kann, Voraussetzung ist weiterhin eine gute und sichere Sitz- und Stehbalance. Die Orthesen werden nach Gipsnegativabdruck angefertigt, sie dienen der Extremitätenstützung sowie der Gelenkführung.

Grundsätzlich hat sich, und dies gilt für alle Rückenmarkschädigungen, die *orthopädische Versorgung* nach folgenden Faktoren zu richten:
a) Höhe der Schädigung und Muskelstatus,
b) Gelenkkontrakturen, Gliedmaßenverkürzungen, Achsabweichungen der Extremitäten,
d) Ausmaß der Spastizität,
d) vergleichenden Umfangmessungen der unteren Gliedmaßen,
e) Alter, Körpergewicht und Beruf.
Eine zusätzliche Versorgung des Behinderten mit einem Beckenkorb oder einem Tuberaufsitz ist wegen der dann fehlenden kompensatorischen Bewegungsfreiheit und der großen Gefahr der Druckschädigung der Weichteile abzulehnen. Eine Ausnahme hierbei macht die Versorgung von Kindern und Jugendlichen. Nicht selten wird die Anwendung eines Beckenbandes, bei höheren Läsionen auch die Benutzung einer Bauch- oder gar Thoraxabstützung erforderlich. Das freie Gehen mit Hilfe von Orthesen an Unterarmstützen erfolgt im Zuschwunggang, und zwar zunächst nur mit Aufsicht. Im Barren kann der Behinderte

bedenkenlos auch allein ohne Aufsicht laufen. Eine zusätzliche Versorgung mit orthopädischen Maßschuhen kommt nur in Ausnahmefällen in Betracht, Konfektionsschuhe (Boots) erfüllen die gestellten Forderungen.

Das selbständige Aufstehen aus dem Rollstuhl (Abb. 13) ist möglich, es muß jedoch mit viel Fleiß zumeist erlernt werden. Auch Treppensteigen ist ausführbar, wiederum jedoch nur unter Aufsicht.

Bei Behinderten dieser Läsionshöhe entwickelt sich häufig ein ausgeprägter Spasmus mit der Gefahr der Beuge- und Adduktionskontrakturen an Hüft- und Kniegelenken mit nachfolgender Seitneigungsverbiegung der Wirbelsäule. Es ist dringlich, auf eine freie, passive Beweglichkeit der Beine zu achten, wobei der Behinderte das tägliche, sorgfältige Durchbewegen selbst ausführen kann (Abb. 14).

Eine geregelte berufliche Tätigkeit ist anzustreben. Hierzu benötigt der Behinderte in der Regel ein handzubedienendes Kraftfahrzeug mit automatischem Getriebe (Abb. 18, 19, 20). Die regelmäßige sportliche Betätigung dient der Verbesserung der Ausdauer mit Steigerung der Kondition, fördert die Geschicklichkeit und die Koordination und ist in der Lage, Erfolgserlebnisse des Rollstuhlfahrers herzustellen, die nicht hoch genug eingeschätzt werden können. Geeignet sind, dies gilt selbstverständlich für alle tiefergelegenen Schädigungen, Leichtathletik, Tischtennis, Schwimmen, Bogenschießen, Basketball sowie Schnell- und Geschicklichkeitsfahren mit dem Rollstuhl.

Abb. 11 und 12: Die Oberschenkelschienenhülsenapparate stützen die Gliedmaßen, die Schweizer Sperre ermöglicht die Arretierung in Streckstellung zum Stehen und Laufen und die Beugestellung zum Sitzen

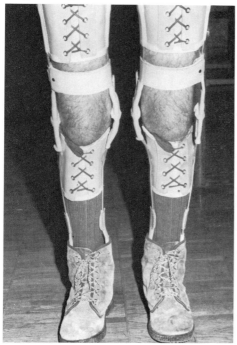
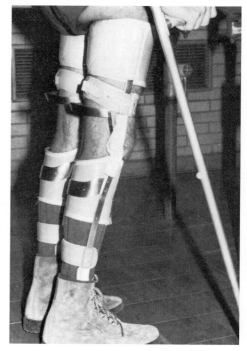

Abb. 13: Das selbständige Aufstehen aus dem Rollstuhl bedarf der besonderen Technik und muß geübt werden

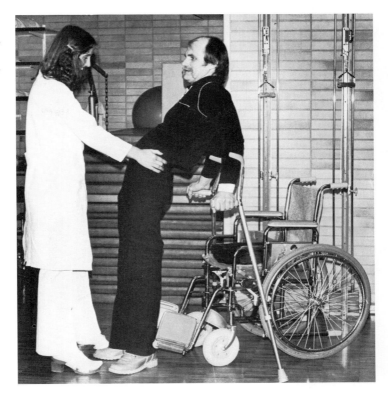

Abb. 14: Zur Vermeidung von Kontrakturen bewegt der Behinderte seine Gelenke täglich

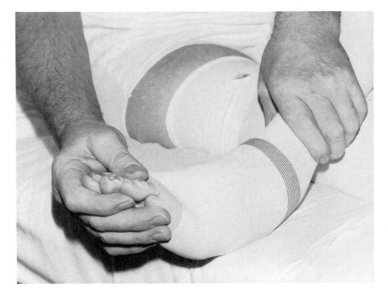

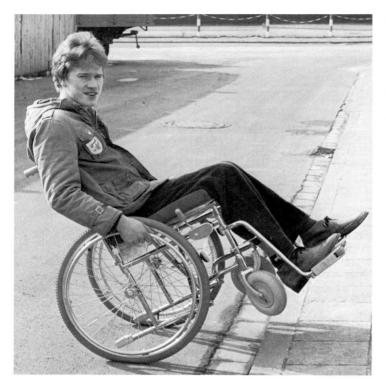

Abb. 15: Das Fahren auf 2 Rädern ermöglicht das Überwinden einer Bordsteinkante und läßt somit das absolute Beherrschen des Rollstuhles zu

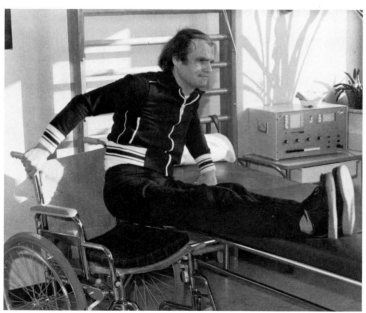

Abb. 16

2.2. Unterhalb TH 6–12

Mit funktionstüchtiger oder nur noch teilgelähmter Intercostal- und Bauchmuskulatur – M. rectus abd., M. oblig. ext. abd. (beide TH 5–12), M. transversus abd. (TH 6 bis L 1), M. oblig. int. abd. (TH 8–L 1) – ist die Kraft beim Abhusten kaum mehr beeinträchtigt. Da unter TH 9 auch die Rückenstreckmuskulatur funktionstüchtig ist, liegt eine stabile muskuläre Verstrebung vor zwischen dem Schultergürtel, der Wirbelsäule und dem Becken. Somit ist eine freie, absolut sichere Sitzbalance möglich.

Das Gehen erfolgt mit Orthesen und zwei Unterarmgehstützen, es können auch etwas längere Strecken zurückgelegt werden im Zuschwunggang, sofern die Läsion oberhalb des 9. Brustmarksegmentes gelegen ist, und im Durchschwung- oder Vierpunktegang, sofern die Läsion unterhalb des 9. Brustmarksegmentes sich befindet. Nach wie vor ist jedoch die Benutzung des Rollstuhles notwendig. Das Treppensteigen auf- und abwärts ist ohne Aufsicht ausführbar. Das Hinfallen und wieder Aufstehen vom Boden muß trainiert und sollte beherrscht werden (Abb. 21, 22).

2.3. Unterhalb L 1–4

Zunächst bestehen unterhalb L 1 mäßige, meist nicht sehr effektive Anspannungsmöglichkeiten des M. sartorius, M. iliopsoas und des M. gracilis (alle aus L 1–L 3). Weiterhin ist eine geringgradige Beugung in den Hüftgelenken aktiv ausführbar. Die Bauch- und teilweise auch die Wirbelsäulenhaltemuskulatur ist intakt.

Abb. 17

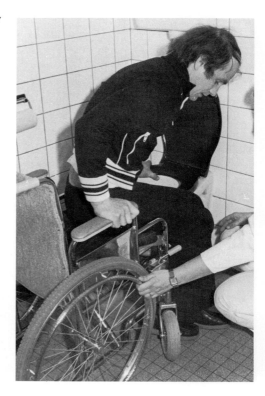

Abb. 16 und 17: Das Überwechseln vom Rollstuhl auf das Bett und auf die Toilette wird im Rahmen des Selbsthilfetrainings geübt, beides stellt einen wesentlichen Beitrag zur Selbständigkeit dar

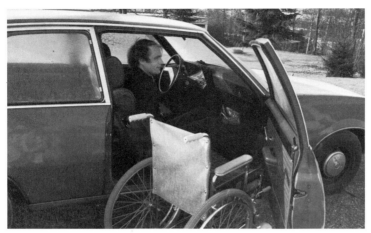

Abb. 18

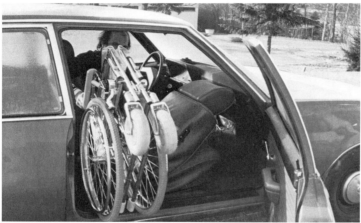

Abb. 19

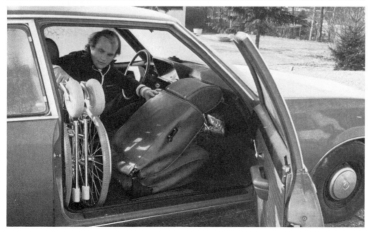

Abb. 20

Abb. 18, 19 und 20: Zur Selbständigkeit im Alltag ist das Autofahren für den Paraplegiker außerordentlich wichtig, ohne fremde Hilfe lernt er das Umsteigen vom Rollstuhl in das Fahrzeug und das Verstauen des Rollstuhles

Unterhalb L 2 verbessert sich die Kraft der genannten Muskeln, zusätzlich sind nun auch die Mm. adductores (L 2 und L 3) innerviert.

Bei Ausfall oder zumindest deutlicher Schwächung des M. quadriceps (L 2–L 4) sowie der ischiocruralen Muskelgruppe ist die Versorgung mit Orthesen unumgänglich. Es muß durch eine Stabilisierung der Kniegelenke die Gefahr einer Überdehnung des Kapselbandapparates am Kniegelenk abgewendet werden. Das selbständige Aufstehen mit Orthesen aus dem Rollstuhl ist für viele Belange des täglichen Lebens entscheidend. Nur so kann der Behinderte zurecht kommen bei Reisen mit Auto, Bahn und Flugzeug, beim Verwirklichen von Urlaubsreisen und beim Wohnen im Hotel.

Das Laufen mit Orthesen und zwei Unterarmgehstützen erfolgt im Vierpunktegang.

Unterhalb L 3 sind die Adduktoren vollständig funktionstüchtig, zusätzlich liegt nun auch eine Teilfunktion der Quadricepsmuskulatur vor.

Unterhalb L 4 sind der M. quadriceps und der M. glutaeus medius (L 4–S 1) intakt. Durch

Abb. 21

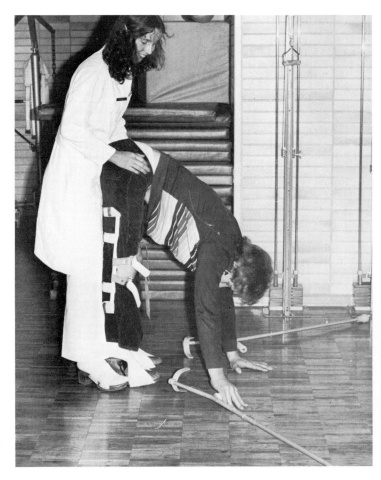

Abb. 21 und 22: Da der Behinderte im Alltag jederzeit der Gefahr ausgesetzt ist hinzufallen, muß die Technik des Aufstehens mit Gehapparaten geübt werden

Innervation des M. tibialis ant. und post. (L 4 und L 5) ist das Anheben des Fußes aktiv möglich unter gleichzeitigem Senken des äußeren Fußrandes.

Unterhalb L 5 kommt nun die Innervation der Zehenstrecker hinzu; teilgelähmt ist jedoch der M. gluteus maximus (L 5–S 2) und völlig gelähmt sind in dieser Läsionshöhe der M. biceps femoris, der M. triceps surae sowie die Zehenbeuger.

Auf Oberschenkelschienenhülsenapparate kann nur verzichtet werden, wenn die Funktion der Quadricepsmuskulatur erhalten und somit eine ausreichende aktiv ausführbare Streckung im Kniegelenk gewährleistet ist. Die orthopädische Versorgung erfolgt in diesen Fällen durch Fußstützung mit Heidelberger Winkel, Peronaeusfeder oder orthopädischen Schuhen.

2.4. *Unterhalb S 1*
Bei Läsionen unterhalb des 1. Sacralsegmentes sind auch der M. peronaeus longus sowie die Beuger am Unterschenkel funktionstüchtig. Das Laufen ist frei, sicher und flott im Zweipunktegang möglich.

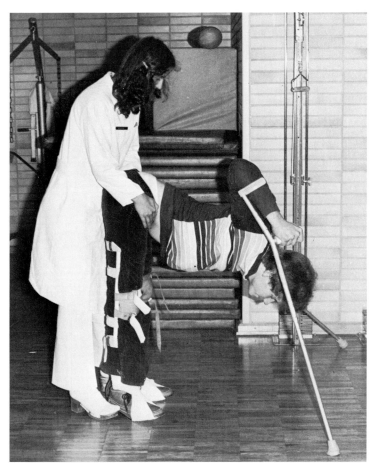

Abb. 22

Unterhalb des 2. Sacralmarksegmentes liegen keine muskulären Ausfälle mehr vor, so daß irgendwelche Hilfsmittel zur Verbesserung des Gehens nicht mehr benötigt werden. Neben einer typischen Minderung der Gefühlswahrnehmung (Reithosenanästhesie) bestehen grobe Ausfälle der Blasen-, Darm- und Sexualfunktionen (S 2–S 4), die zumeist eine deutliche Behinderung der Arbeitsfähigkeit zur Folge haben.

Die Harnblase ist isoliert von jeder reflektorischen Rückenmarktätigkeit und es kommt lediglich zu schwachen und meist ineffektiven Kontraktionen des Blasenmuskels. Die funktionstüchtige Bauchmuskulatur wird zur Blasenentleerung ausgenutzt (Bauchpresse), gegebenenfalls ist eine Kompression der Blase mit der Hand (CREDÉ) erforderlich. Die Blasenentleerung macht in der Regel keine großen Schwierigkeiten, erkauft wird dies allerdings oftmals mit dem großen Handikap des unwillkürlichen Harnabganges bei geringster Anstrengung, wie Aufstehen, Husten, Niesen und Lachen. Ein Urinal wird dann benötigt, wenn es sich um eine Blase mit kleiner Kapazität handelt und wenn es dem Behinderten nicht gelingt, sei es durch Nichtverständnis oder aber Trägheit, seine Blase zur vollständigen Entleerung zu *erziehen*. Zugegeben sei allerdings auch, daß hierbei gewisse Faktoren in Gesellschaft und am Arbeitsplatz die Benutzung des Urinals unumgänglich machen. Entscheidend dürfte jedoch ohne jeden Zweifel die Einstellung jedes einzelnen Paraplegikers zu diesem schwierigen Problem sein.

2.5. Conus-Cauda-Läsion

Tritt eine knöcherne Verletzung der Wirbelsäule in Höhe D 12/L 1 ein, kann sowohl am unteren Rückenmark (Conus) als auch am Pferdeschweif (Cauda equina) isoliert eine Schädigung eintreten, es kann aber auch zu einer kombinierten Conus-Cauda-Läsion kommen. Bei einer Läsion lediglich der peripheren Nervenwurzeln resultieren hieraus ausschließlich Lähmungen oder Störungen der Blasen-, Darm- und Sexualfunktionen, wobei die genannten Organsysteme durchaus nicht immer in Kombination, sondern, wie bereits oben angedeutet, auch einzeln betroffen sein können.

7. Behandlung und Prophylaxe von Komplikationen und Spätfolgen

Von Dieter Stock

Aufgrund der seit etwa 25 Jahren in der Bundesrepublik stetig verbesserten Behandlungsmaßnahmen konnte die Sterblichkeit bei Tetraplegikern von 100 auf 15 und bei Paraplegikern von 50 auf 7 Prozent gesenkt werden.

Wegweisend haben zunächst vorwiegend die Träger der gesetzlichen Unfallversicherung mit hohem Aufwand und großem Engagement in eigenen, den Unfallkliniken angegliederten Behandlungseinrichtungen die Aufgabe einer wirkungsvollen medizinischen Rehabilitation gelöst. Später haben andere Trägergruppen der Rehabilitation die Kapazität der Betten in den Spezialabteilungen erhöht. Heute gewährleisten 17 Zentren (Abb. 1) mit z. Zt. 721 Betten, von denen etwa 45 Prozent von Berufsgenossenschaften unterhalten werden, die besten Behandlungsergebnisse.

Da naturgemäß nicht jeder Frisch-Querschnittgelähmte von der Unfallstelle in ein Zentrum transportiert werden kann, ist nach Erstbehandlung in dem aufnehmenden Krankenhaus eine möglichst unverzügliche Verlegung in ein Zentrum anzustreben. Für Patienten, die nicht in das nahegelegene Zentrum verlegt werden können, hat 1976 der Hauptverband der gewerblichen Berufsgenossenschaften die „Anlaufstelle für die Vermittlung von Betten für Querschnittgelähmte" eingerichtet. Diese Anlaufstelle ist ständig über die freien Betten informiert und rund um die Uhr unter der Rufnummer (040) 73961548 (Berufsgenossenschaftliches Unfallkrankenhaus Hamburg) zu erreichen.

Ohne Zweifel sind es die anfänglich inkompetenten Behandlungsmaßnahmen in personell und technisch nicht entsprechend ausgestatteten Kliniken, die Komplikationen mit dauerhafter Verschlechterung der ohnehin schweren Behinderung zur Folge haben. Allein dadurch wird das Ziel der Rehabilitation, die Rückkehr des möglichst von fremder Hilfe unabhängigen Verletzten in die eigene Familie und seine Wiedereingliederung in Gesellschaft und Beruf in Frage gestellt.

Komplikationen und Spätfolgen

1. Harnorgane
Die häufigste und bedeutsamste Gefährdung droht dem Querschnittgelähmten von seiten der Harnwege; bei den Patienten, die auch heute noch an den Folgen der Rückenmarkschädigung sterben, ist in etwa 30 % Nierenversagen die Ursache. (Abb. 2, 3, 4).

Im spinalen Schock wird die Harnblase durch intermittierendes Katheterisieren unter sterilen Bedingungen entleert. In der Harnblase sollten sich nicht mehr als 400 ml Urin ansammeln, da bei einem Überdehnungsschaden die zunächst schlaff-gelähmte Blasenwandmuskulatur die spätere Reflexaktivität nur verzögert aufnimmt. Die Entleerung der Harnblase durch Dauerkatheter ist abzulehnen, da es neben *Verletzungen der Harnröhre* in vielen Fällen zur Ausbildung einer *para-urethralen Fistel* kommt. Der Dauerkatheter führt weiterhin in allen Fällen zur Infektion. Die suprapubische Drainage sollte nur bei bereits eingetretenen Läsionen der Harnröhre angewandt werden, auch sie führt zwangsläufig zur Infektion.

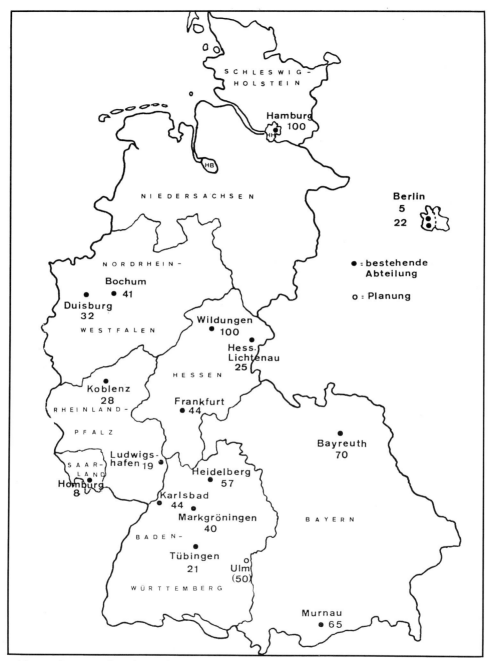

Abb. 1: Zentren für die Behandlung Querschnittgelähmter mit Angabe der jeweiligen Bettenkapazität

Anschriftenliste der Zentren für die Behandlung Querschnittgelähmter in der Bundesrepublik Deutschland

Ort	Einrichtung
Bad Wildungen-Reinhardshausen	Werner-Wicker-Klinik 3590 Bad Wildungen-Reinhardshausen
Bayreuth	Krankenhaus Hohe Warte 8580 Bayreuth
Berlin (ZE)	Krankenhaus Zehlendorf Reha- und Sonderstation für Querschnittgelähmte 1000 Berlin-Zehlendorf
Berlin (UK)	Orthop. Univ.-Klinik Oskar-Helene-Heim Clayallee 229 1000 Berlin
Bochum	Chir. Univ.-Klinik BG-Krankenanstalten „Bergmannsheil-Bochum" Hunscheidtstraße 1 4630 Bochum
Duisburg	BG-Unfallklinik Großenbaumer Allee 4100 Duisburg-Buchholz
Frankfurt/Main	BG-Unfallklinik Friedberger Landstr. 430 6000 Frankfurt/Main
Hamburg	BG-Unfallkrankenhaus Bergedorfer Straße 10 2050 Hamburg 80
Heidelberg	Abteilung für die Behandlung und Rehabilitation Querschnittgelähmter der Orthop. Univ.-Klinik Schlierbacher Landstr. 200a 6900 Heidelberg
Hess. Lichtenau	Orthop. Klinik und Rehabilitationszentrum der Diakonie 3436 Hess. Lichtenau
Homburg/Saar	Orthop. Univ.-Klinik 6650 Homburg/Saar
Karlsbad-Langensteinbach	Südwestdeutsches Rehabilitationskrankenhaus 7515 Karlsbad 1
Koblenz	BG-Sonderstation für Schwerunfallverletzte Ev. Stift St. Martin Johannes-Müller-Straße 5400 Koblenz
Ludwigshafen	BG-Unfallklinik Pfennigsweg 13 6700 Ludwigshafen-Oggersheim
Markgröningen	Orthop. Rehabilitationskrankenhaus Nähere Hurst 20 7145 Markgröningen
Murnau	BG-Unfallklinik 8110 Murnau/Obb.
Tübingen	BG-Unfallklinik Rosenauer Weg 7400 Tübingen

Anschrift der Arbeitsgemeinschaft für Querschnittgelähmte und ihre Angehörigen (Informationsmaterial kann angefordert werden): Arbeitsgemeinschaft Spina-Bifida, Kaiserstraße 6, 5750 Menden 1, Telefon (02373) 10183

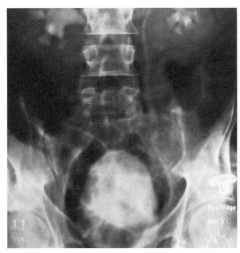

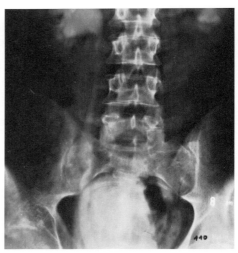

Abb. 2: Unauffälliges Infusions-Ausscheidungsurogramm mit Ausnahme einer leichten Atonie der Harnleiter und Nierenbeckenkelchsysteme

Abb. 3: Rückstauung in die oberen Harnwege mit Aufweitung der Harnleiter, des Nierenbeckens und der Kelche

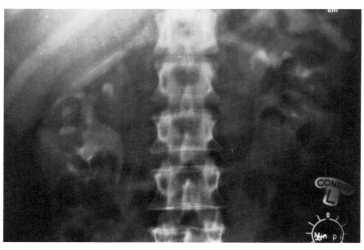

Abb. 4: Die Kelchenden sind unregelmäßig verplumpt, die Kelchhalsabschnitte stenosiert, die Papillen sind abgrenzbar als Ausdruck einer fortgeschrittenen Pyelonephritis

Bei Eintritt der spontanen Reflexentleerung der Harnblase ist auf erhöhte Restharnwerte – 100 ml und mehr – zu achten. Werden Restharnerhöhungen beobachtet, ist den möglichen Ursachen wie erhöhter Widerstand am Blasenausgang, Detrusorschädigung, Reflexsituation, mit exakter urodynamischer Untersuchungstechnik nachzugehen. Die erforderlichen medikamentösen Maßnahmen (z. B. mit Alpha-Rezeptorenblocker) oder evtl. ein operatives Vorgehen werden vom Ergebnis dieser Untersuchung bestimmt. Voraussetzung zum reflektorischen Entleeren der Harnblase ist das konsequent durchzuführende Blasentraining durch Beklopfen der Bauchwand. Die Technik des Blasentrainings erlernt der Patient mit Hilfe der pflegerischen und therapeutischen Fachkräfte.

Die Schwester und der Pfleger sollten stets darauf achten, daß diese wichtige Behandlungsmaßnahme regelmäßig Anwendung findet. Liegt keine automatische Reflexblase, sondern eine sogenannte autonome Harnblase vor, wird sie mit Hilfe der Bauchpresse oder dem CREDE'schen Handgriff entleert. Neben den regelmäßigen Blasenentleerungen ist eine ausreichende und geregelte Flüssigkeitsaufnahme von mindestens 2 bis 3 Liter pro Tag unerläßlich.

Ist eine *Infektion* eingetreten, sollte der dann meist alkalische Harn angesäuert werden. In vielen Fällen ist eine antibiotische Behandlung nach qualitativer Keimbestimmung und Antibiogramm unumgänglich. Die *Konkrementbildung* beim Querschnittgelähmten ist oft Folge einer längeren Dauerkatheter-Behandlung mit nachfolgendem Infekt, erhöhter Restharnmengen und Rückstauung in die oberen Harnwege und zusätzlich meist zu geringer Trinkmenge.

Beim Mann kommt es bei der Infektion der Harnwege und bei zu hohen Restharnmengen nicht selten zu einer Mitbeteiligung der Nebenhoden, der Epididymitis.

Entscheidende Hinweise auf Komplikationen von seiten der Harnorgane können zu einem frühen Termin nur von gründlichen und gezielten, regelmäßigen Kontrolluntersuchungen des Querschnittgelähmten im Rahmen der Nachbetreuung kommen.

II. Atemwege und Kreislauf

Der frischverletzte Querschnittgelähmte bedarf der konsequenten aktiven Atemtherapie. Der Tetraplegiker benötigt zusätzlich passive Atem- und Abhusthilfen, um bei Ausfall der Bauch- und Intercostalmuskulatur sowie Beeinträchtigung der Atemhilfsmuskulatur das Bronchialsekret abzutransportieren und eine ausreichende Lungenbelüftung zu erreichen. Kommt es zur Atelektasenbildung und einem Sekretstau, führt dies häufig infolge dem Tetraplegiker allein verbliebener Zwerchfellatmung zur *hypostatischen Pneumonie* mit nachfolgender lebensbedrohlicher Ateminsuffizienz. Neben der Atemgymnastik und fortwährender Überwachung der Atmungsfunktion ist eine Beobachtung der Herz- und Kreislaufsituation unumgänglich. Eine Tracheotomie ist auch bei ausgeprägten Atemfunktionsstörungen wie langsam zunehmender Ateminsuffizienz, nur in Ausnahmefällen indiziert. Führend bei der Entscheidung zur Tracheotomie ist der klinische Befund sowie das Ergebnis von Blutgasanalysen.

Nicht selten kommt es bei der Tracheotomie, wie übrigens auch beim endotrachealen Absaugen sowie bei Lagerungs- und Drehmanipulationen, infolge cardio-vaskulärer Reflexe, zur *Arrhythmie und zum Herzstillstand*. Zur Prophylaxe und Therapie haben sich die Ösophagus-Schrittmachersonde und der externe Schrittmacher bewährt, die späterhin durch einen Demand-Schrittmacher ausgetauscht werden. Als lebensbedrohlich anzusehen ist die autonome Hyperreflexie. Sie äußert sich in Tachykardie, Hypertonie, Fieber, heftigen Kopfschmerzen, weiterhin können lokal umschriebene Schweißabsonderungen und ausgeprägte Rötungen und Gefäßerweiterungen an Kopf, Hals und oberer Brustkorbregion auftreten. Ursächlich kommen Überdehnungen von Harnblase, Darm und Uterus in Betracht.

Hypotone Kreislaufregulationsstörungen treten meist beim Tetraplegiker in der Phase des spinalen Schocks und der ersten Aufrichtephase auf. Während medikamentöse Therapie meist nicht in der Lage ist, eine spürbare Verbesserung zu erzielen, ist Krankengymnastik mit zunehmendem Aufrichten unter dosierter Kompression von Leib (wickeln) und unteren Gliedmaßen (Maßstrumpf) am wirksamsten.

Thrombose und Thrombophlebitis, die insbesondere in der spinalen Schockphase zur *Lungenembolie* massiv und einmalig aber auch kleiner und rezidivierend führen können, lassen sich nicht völlig verhüten. Jedoch sind die Komplikationen durch eine Routine-Prophylaxe mit Antikoagulantien seltener geworden. Selbstverständlich ist die Krankengymnastik sowie der Wechsel von Bauch- und Rückenlage ein wesentlicher Bestandteil der Prophylaxe.

Streßblutungen aus dem Magen-Darm-Bereich sind heute relativ selten, dies ist Ausdruck der wirksamen prophylaktischen, medikamentösen Beeinflussung des Säurestoffwechsels der Magenwand.

III. Dekubitus

Druckschädigungen der Weichteile an den bekannten, hierfür prädisponierten Stellen (Abb. 5) drohen jedem Querschnittgelähmten in jeder Phase seines Lebens. Unter sorgfältiger, richtiger Pflege in der Klinik darf es kein Druckgeschwür geben. Schließlich handelt es sich nicht etwa um eine Unfallfolge, sondern um eine Behandlungsfolge. Die regelmäßige Druckentlastung – während der Immobilisierungsphase das Drehen in 4stündigem Rhythmus sowie das sorgfältige, gewissenhafte Lagern, späterhin das konsequente Entlasten durch Hochstemmen im Rollstuhl – ist die Voraussetzung zur Verhütung des Druckschadens der Weichteile. Die verschiedensten, in Kissen- und Matratzenform von der Industrie angebotenen Hilfsmittel sind allein niemals in der Lage, eine Druckschädigung der Weichteile zu verhüten.

Erstes Zeichen eines beginnenden Dekubitus ist die bleibende Hautrötung, ihr muß mit kompromißloser Entlastung bis zum restlosen Abklingen sofort begegnet werden. Der Patient muß vielfach auf dieses Alarmzeichen und auf die notwendige Selbstbeobachtung mit Spiegel wegen Schmerzunempfindlichkeit hingewiesen werden.

Abb. 5: Körperoberflächenbereiche, auf die besondere Aufmerksamkeit zu richten ist zur Verhütung des Dekubitus

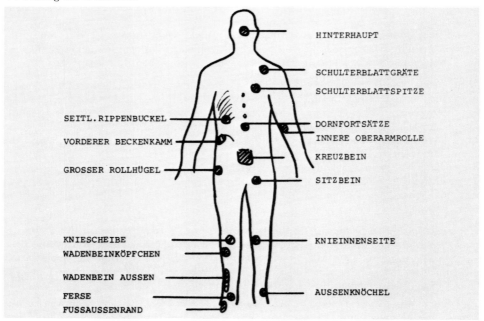

Ist es zu einer tiefen, meist unterminierten Geschwürsbildung gekommen (Abb. 6), ist stationäre Behandlung unumgänglich. Nach zumeist konservativem Vorgehen mit täglichem Bad und Ausduschen der Wunde, Ultraschall-Therapie sowie örtlichen Verbandsmaßnahmen, ist zumeist operative hautplastische Behandlung erforderlich. Salben, Puder oder örtliche Antibiotika-Anwendungen sind ungeeignet. Ist es zur Osteomyelitis bei tiefen Geschwürsbildungen gekommen, sind die Nekrosen und Knochensequester am ehesten in Vitalfärbung gänzlich zu entfernen.

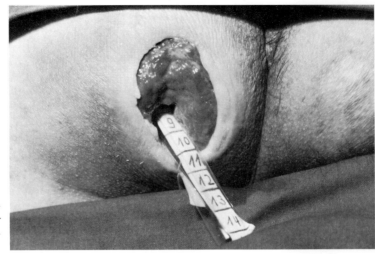

Abb. 6: Ausgedehntes Druckgeschwür mit Sitzbeinosteomyelitis

IV. Spasmen

Vorwiegend die Verletzungen im Hals- und Brustmarkbereich führen zu einer unabwendbaren Unfallfolge, der Spastik. Sie kann geringfügig sein und für den Patienten einen Vorteil bedeuten, z. B. zur Erhaltung der Muskulatur und zum Belasten der unteren Gliedmaßen. Sie kann sich aber auch extrem stark und somit für den Patienten hinderlich und quälend entwickeln. In diesen Fällen ist die Benutzung der Orthesen in Frage gestellt, das selbsttätige Durchbewegen der Gelenke sowie das An- und Auskleiden ohne fremde Hilfe nicht möglich. Komplizierende Erkrankungen wie der Harnwegsinfekt oder das Druckgeschwür, verstärken wiederum die Spastik. Die medikamentösen Behandlungsmöglichkeiten (Lioresal®, Dantamacrin®, Valium®) sind begrenzt. Sogar nach operativen Eingriffen am Rückenmark wurden lediglich in einem Teil der Fälle Verbesserungen erreicht. Die Durchtrennung von Nerven, Sehnen und Muskeln sind ausgedehnte, oftmals verstümmelnde Operationen und bedürfen der sorgfältigen Indikationsstellung.

Bei Querschnittsgelähmten kann es in der Umgebung großer Gelenke – in der überwiegenden Mehrzahl sind es die Hüft- und Kniegelenke – sowie im Bereich der Oberschenkelmuskulatur zu Knochenneubildungen kommen, die als paraartikuläre Osteoarthropathie bezeichnet wird. Da bis heute die Ätiologie der POA nicht geklärt ist, steht keine wirksame Prophylaxe zur Verfügung. Aus welchen Gründen auch immer unterliegt ein Teil der Querschnittsgelähmten (ca. 20 bis 30 Prozent) diesem Vorgang, ein anderer nicht. Es gibt Hinweise dafür, daß eine intensive, passive Bewegungstherapie der Gelenke im Bereich der Lähmungen die Entstehung und Entwicklung der POA begünstigt (Abb. 7, 8, 9).

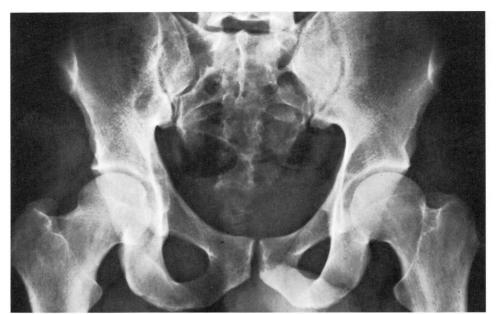

Abb. 7: Knöchernes Becken eines kompletten Paraplegikers am Unfalltermin. An beiden Hüftgelenken sind keinerlei von der Norm abweichende Veränderungen vorhanden

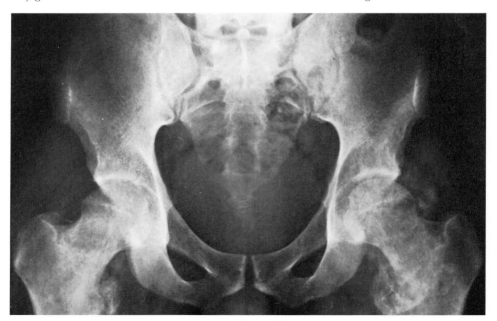

Abb. 8: Der gleiche Patient, 4 Monate nach Unfalltermin. An beiden Hüftgelenken ist es bereits zu ausgedehnten paraartikulären Verkalkungen gekommen

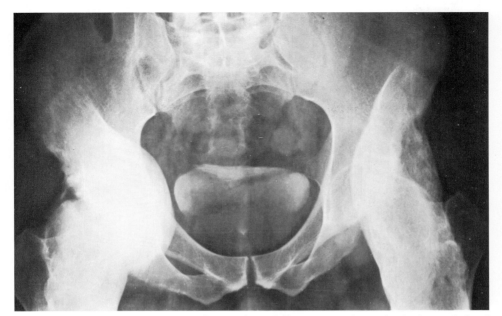

Abb. 9: Der gleiche Patient, 5 Jahre nach Unfalltermin. Beide Hüftgelenke sind durch paraartikuläre Verkalkungen überbrückt, versteift

Nahezu immer ist die Serumphosphatase als Ausdruck der vermehrten Osteoblastentätigkeit erhöht. Werden die ersten Bewegungseinschränkungen an den betroffenen Gelenken beobachtet, ist sofort die Krankengymnastik auf ein Minimum zu reduzieren, alle mobilisierenden Maßnahmen haben besonders dosiert zu erfolgen. Anzustreben ist bei zunehmender Gelenkversteifung eine Position, die das Sitzen im Rollstuhl ermöglicht und das Steh- und Gehtraining zuläßt. Operatives Vorgehen zur Beseitigung der POA ist frühestens nach zwei Jahren und nach Abschluß der POA-Entwicklung angezeigt. Wird zu einem zu frühen Zeitpunkt operiert, ist die Rezidivgefahr gegeben. Aber auch bei Operationen nach der 2-Jahresgrenze wird eine außerordentlich hohe Rezidivquote beobachtet. Die Szintigraphie mit Strontium 87 ist geeignet, den Abschluß der gesteigerten Umbauvorgänge anzuzeigen.

VII. Schmerzen

Nicht selten treten beim Querschnittsgelähmten in der Übergangszone vom unversehrten Körperbereich zum gelähmten Körperabschnitt vermehrte Schmerzzustände in Form der Hyperalgesie und Hyperästhesie auf. Aber auch Wurzelreizsymptome und phantomartige Beschwerden belasten zusätzlich den ohnehin nicht selten psychisch Behinderten. Das Training zur Selbsthilfe und die Wiedergewinnung der eigenen Mobilität sind oft beeinträchtigt. Zur Behandlung ist der Versuch mit Neuroleptika angebracht neben einer fürsorglichen psychischen Führung des Behinderten und Maßnahmen der ablenkenden Beschäftigung. Der Einsatz von Analgetika ist meist vergeblich. In verzweifelten Situationen ist neurochirurgische Intervention zur Schmerzausschaltung unumgänglich.

8. Krankengymnastik
Steh- und Gehschulung – Sporttherapie

Von Kurt Nicklas

Vorbemerkungen
Im Rahmen der umfassenden Rehabilitation Querschnittgelähmter haben konservative Therapieverfahren wie Krankengymnastik, Gehschulung und Sporttherapie neben der Beschäftigungstherapie aufgrund des festgeschriebenen Charakters des Querschnittsyndroms besondere Bedeutung. In den vorangegangenen Folgen dieser Serie wurden bereits verschiedene Verfahren der Physiotherapie angesprochen. Sie werden in diesem Beitrag ergänzt und näher beschrieben.

Krankengymnastik

Schon zu Beginn der krankengymnastischen Behandlung unterscheiden sich die Maßnahmen für den Tetraplegiker von denen für den Paraplegiker. Die Physiotherapie bei einer Tetraplegie beinhaltet die Versorgung der Schultergelenke, die Lagerung der oberen Körperhälfte, die Ruhigstellung der Halswirbelsäule, daneben ist der Atemtherapie und der damit verbundenen Bronchialtoilette besondere Aufmerksamkeit zu schenken. Sie soll die Ausatmung aufgrund der Einatemstellung des Thorax unterstützen, das Abhusten erleichtern und die Brustkorbelastizität erhalten. Daneben werden die Atemhilfsmuskulatur und das Diaphragma trainiert. Mit Hilfe des Spirometers wird die Vitalkapazität gemessen und Behandlungsergebnisse dem Patienten sichtbar gemacht und registriert. Das GIEBEL-Rohr, als atemanregendes Übungsgerät, kann nach sorgfältiger Anleitung vom Patienten auch ohne Anwesenheit des Therapeuten verwendet werden. Das passive Durchbewegen der gelähmten Gliedmaßen zur Kontrakturenprophylaxe und Erhaltung des physiologischen Bewegungsmaßes der Extremitäten stellt ebenfalls ein unumgängliches Behandlungsverfahren dar. Hierbei sind besondere Vorsichtsmaßnahmen zu berücksichtigen. Je nach Höhe der Läsion ist bei einer Paraplegie zwischen TH 8 bis 11 in den ersten sechs Wochen von einer Hüftbeugung über 90 Grad abzusehen, um die Konsolidierung der Wirbelsäulenfraktur nicht zu gefährden. Unterhalb des 11. thorakalen Segmentes sind sogar jegliche Hüftflexionen zu vermeiden. Ebenfalls kontraindiziert sind Hüftbeugen bei beginnender paraartikulärer Verkalkung. Die Physiotherapie der Schultergelenke beginnt bereits am ersten Tag unter gleichzeitiger strenger Ruhigstellung der verletzten Halswirbelsäule. Nach der 5. Woche werden die Schultergelenkbewegungen allmählich bis zum normalen Bewegungsausmaß gesteigert. Es gilt die Regel, passive Bewegungsübungen ruhig und gleichmäßig durchzuführen, um Gewebszerstörungen im Bereich der gelähmten Muskulatur zu vermeiden. In der Anfangszeit ist er erforderlich, Tetra- und Paraplegiker zwei- bis dreimal täglich passiv – wechselweise in Bauch- und Rückenlage zu behandeln.

Das Blasentraining zur Rehabilitation der Harnblase ist unbedingt erforderlich. Es ist von Pflegekräften, aber auch von Mitarbeitern der Krankengymnastik zu überwachen und gegebenenfalls durchzuführen.

Ausstreichung und Lagerung der gelähmten unteren Extremitäten und die damit einhergehende Thrombose- und Kontrakturenprophylaxe sind ebenso wichtig wie die Innervationsschulung. Die Innervationsschulung der teilgelähmten Muskulatur – während des spinalen Schocks täglich durchzuführen – dient der Reizsetzung im geschädigten Gebiet. Mit der Willkürinnervation kann bei inkompletten Querschnittgelähmten außerdem die Rückbildung bestehender Muskellähmungen kontrolliert werden. Der Patient wird darüber hinaus angehalten, in therapiefreien Zeiten das aktive Muskeltraining fortzusetzen. Eine manuelle Muskelfunktionsprüfung wird in der Anfangszeit bei jedem querschnittgelähmten Patienten alle 24 bis 48 Stunden durchgeführt. Im weiteren Verlauf der Behandlung wird diese Muskeltestung auf einen 4wöchigen Abstand beschränkt und nach einem Vierteljahr nur noch bei inkomplett Querschnittgelähmten vorgenommen. Es gilt, einen reproduzierbaren Ergebnisvergleich mit bereits durchgeführten Untersuchungen zu führen. Als Parameter dient eine Leistungsskala mit Zahlenwerten von 0 bis 5.

0 bedeutet keine Innervation
1 minimale Muskelfunktion
2 Bewegungsausschlag unter Aufhebung der Schwere
3 Bewegungsmöglichkeit gegen die Schwere
4 Muskeleinsatz gegen dosierten Widerstand
5 normale Kraftentfaltung des Muskels

Einschränkend muß man hinzufügen, daß trotz des festgelegten Prüfverfahrens und der Vorschrift, bestimmte Ausgangsstellungen bei der Testung einzelner Muskelgruppen einzuhalten, um überhaupt Vergleiche anstellen zu können, letztlich jeder Muskelstatus ein subjektives Verfahren darstellt, da die Erhebung vom Therapeuten manuell ohne technische Meßhilfen vorgenommen wird und ein über Schätzungen hinausgehendes objektives, standardisiertes Bewertungsverfahren derzeit noch nicht entwickelt wurde.

Noch während der erforderlichen Liegezeit bis zur Belastbarkeit der Wirbelsäule wird mit der Schulung von Trickbewegungen begonnen. Restfunktionen der Muskulatur lassen sich so mit

Abb. 1: Krafttraining mit dem Expander, 5 Wochen nach Schadenseintritt

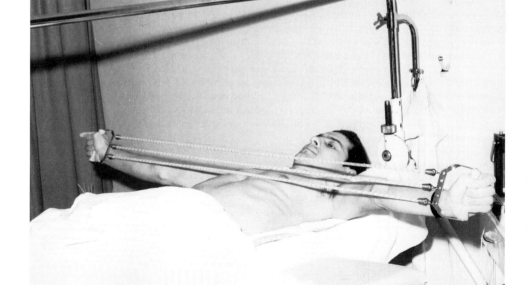

Hilfe von Schleuderbewegungen und blockierenden Gelenkstellungen zu Gebrauchsbewegungen umfunktionieren. Voraussetzung dazu sind frei bewegliche Gelenke.

Bereits drei Wochen nach Schadenseintritt wird mit reizsteigerndem, isoliertem Hantel- und Expandertraining begonnen, anfangs symmetrisch unter Ausschaltung langer Hebel, später asymmetrisch und mit gestreckten Ellenbogengelenken (Abb. 1).

Im Anschluß an die lange Liegezeit wird der Querschnittgelähmte allmählich aufgerichtet, und zwar täglich um ca. 15 Grad bis zur Sitzposition von ungefähr 90 Grad. Die sich anschließende Rollstuhlgewöhnungsphase wird von Pflegekräften und Therapeuten gemeinsam überwacht und erfolgt nach bestimmtem Zeitplan. Von da an sollen die physiotherapeutischen Maßnahmen vorwiegend in die Behandlungsräume der Rehabilitationsabteilung verlagert werden.

Neben einer Schulung der Sitzbalance (Abb. 2) unter Zuhilfenahme des Spiegels zur optischen Kontrolle der Sitzhaltung wird an der Konzeption eines neuen Körperschemas gearbeitet. Darüber hinaus wird beim Vorliegen einer hohen Tetraplegie durch passives Blockieren der Ellenbogengelenke bei gleichzeitig außenrotierten Armen und einer entsprechenden Handstellung das Abstützen geübt.

Neben der Behandlung gelähmter Körperpartien kommt dem Training der nichtgelähmten Muskulatur besondere Bedeutung zu. Die Kräftigung nicht gelähmter Muskulatur durch geeignete Trainingsmethoden und mit Hilfe von Hanteln, Impandern (Baligeräten), Expandern ist erforderlich, um verlorengegangene motorische Funktionen optimal zu kompensieren.

Bei der Isometrie, einer speziellen Krafttrainingsmethode, wird der Spannungszustand im Muskel durch bewußte Muskelkontraktion erhöht, ohne daß ein Bewegungsausschlag der benachbarten Gelenke zustandekommt: eine besonders schonende und isoliert anwendbare Methode.

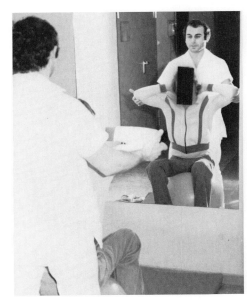

Abb. 2: Gleichgewichtsschulung eines Paraplegikers mit einer tiefen Rückenmarkläsion auf dem „Pezziball"

Erst nach Konsolidierung der Bruchstelle werden Komplexbewegungen nachgeschaltet. Diese Methode, auch PNF (Propriozeptive neuromuskuläre Facilitation) oder nach ihrem Erfinder KABAT-Methode genannt, zielt darauf ab, mehrere Muskelgruppen verbindend in einem Bewegungsfluß maximal zu kräftigen. Durch die diagonal- und spiralförmig angelegten Bewegungsmuster, welche vom Therapeuten geführt und angesagt werden, ergibt sich neben dem kräftigenden Effekt auch ein koordinativer. Dem aktiven, willkürlich gesteuerten Muskeleinsatz des Patienten wird ein dosierter Widerstand von seiten des Behandlers entgegengesetzt. Die Bremsung bewirkt verständlicherweise mit zunehmender Hebelverlängerung und damit einhergehender Körperferne eine Maximalkräftigung der angesprochenen Muskelkette. Komplexbewegungen finden sowohl bei Patienten mit inkompletten Tetraplegien als auch bei jenen mit Paraplegien bis zum Abschluß rehabilitativer Maßnahmen Anwendung.

Tetra- und Paraplegiker werden mit Hilfe unterschiedlich starker Federungszüge (Expandern u. ä.) sorgfältig unterrichtet, den Oberkörper zu kräftigen und erhaltene Muskelfunktionen zu üben. Besonders günstig für die Behandlung Querschnittgelähmter sind physiotherapeutische Anwendungen unter Abnahme der Körperschwere. Bei derartigen Verfahren, besonders erwähnenswert die Schlingentischbehandlung, werden Arme und Beine oder der gesamte Körper in einem Übungsgerät mit Hilfe von Schlingen an einem oder mehreren Punkten aufgehängt (Abb. 3). Dabei verliert der zu trainierende Körper, ähnlich den Verhältnissen im Wasser, scheinbar an Gewicht, wobei der Vergleich mit dem Auftrieb im Wasser verständlicherweise hinkt, da ein freies Bewegenkönnen wegen der Fixation im Schlingengerät nur begrenzt möglich ist. Der Vorteil dieser Methode besteht darin, daß Querschnittgelähmte mit kardialen Insuffizienzen oder Hauterkrankungen, für die eine Wasserbehandlung nicht geeignet sind, trotzdem unter teilweiser Aufhebung der Körperschwere trainieren können. Im Schlingengerät kann eigentätig trainiert werden, gegen dosierten Widerstand des Therapeuten und gegen die Eigenschwere des Körpers. Allerdings stellt die Behandlung im Wasser ein nicht zu ersetzendes bewegungstherapeutisches Verfahren dar. Selbst minimale Muskelfunktionen

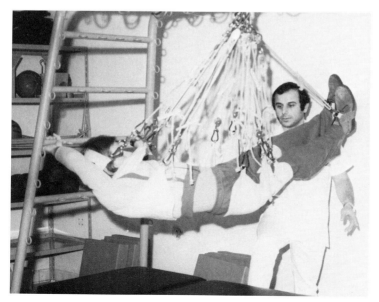

Abb. 3: Schlingentischbehandlung – Ganzaufhängung – Der Patient kann sowohl selbsttätig als auch unter Anleitung des Therapeuten üben

lassen sich in diesem Element aufgrund der Gewichtsreduzierung auf ¹/₁₀ des Körpergewichtes in Bewegungen umsetzen – ein gewaltiger psychologischer Effekt für einen sonst motorisch stark behinderten Menschen.

Ein anderes Verfahren, die Eisbehandlung, wird zunehmend bei Patienten mit spastischen Lähmungen angewandt. Der lokale Kältereiz sorgt für eine Herabsetzung des Muskeltonus, wirkt analgesierend und ist deshalb geeignet bei der Behandlung schmerzhafter Kontrakturen besonders im Schultergelenkbereich.

Eine Erweiterung der Behandlungsmöglichkeiten stellt die Elektrotherapie dar. Sie ist jedoch nur bei schlaffer, noch teilinnervierter Muskulatur angezeigt, bei kompletten Querschnittlähmungen hingegen sinnlos. Mit niederfrequenten Stromimpulsen, unterschiedlich modulierten Stromarten (Exponential- und Rechteckstrom, neofaradischem Schwellstrom u. a.), die entsprechend der Reaktionsfähigkeit des Muskels ausgesucht werden, lassen sich rhythmische Kontraktionen der quergestreiften Muskulatur auslösen. Die Muskelreizung erfolgt mittels Elektroden, die entweder direkt längs des Muskelbauchs aufgesetzt werden (Abb. 4) oder indirekt, also fern vom Muskel, an exakt bestimmbaren Nervenreizpunkten. Die indirekte Reizung wird dann bevorzugt, wenn eine direkte, aufgrund vorliegender Oberflächendefekte oder tiefer liegender, nicht erreichbarer Muskelschichten unmöglich ist. Die Elektrogymnastik wirkt einer Inaktivitätsatrophie und damit verbundenen Tonusminderung entgegen. Der Muskel soll für die eventuell wiederkehrende nervale Innervation funktionstüchtig und aufnahmebereit bleiben. Bei spastischen Lähmungen ist eine Elektrostimulation nach weitläufiger Lehrmeinung umstritten.

Abb. 5: Vierpunktegang – Die Dreipunktabstützung wird durch das linke Bein und die beiden Unterarmstützen gewährleistet ▶

Abb. 4: Elektrogymnastik bei vorliegender Fußhebeschwäche

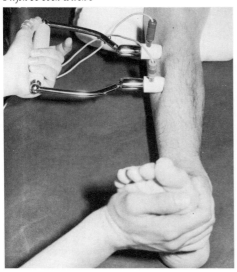

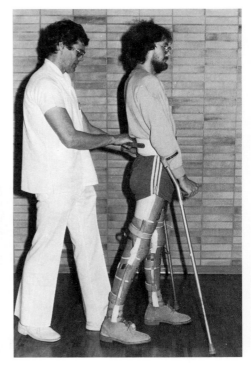

Steh- und Gehschulung

Unverzichtbar bei Tetraplegikern ist die Stehschulung am Kipptisch. Sie stellt für den komplett Gelähmten die einzige wirksame Maßnahme im Rahmen der begrenzten Möglichkeiten dar. Sie muß auch zu Hause fortgeführt werden.

Haben sich die Kreislaufverhältnisse des Tetraplegikers gebessert, werden verbliebene Muskelfunktionen während des Stehens zusätzlich auftrainiert. Das Trainingsprogramm sieht Hanteltraining, anfangs unter Anleitung des Therapeuten und später eigentätig durchgeführt, Arbeit mit Expandern sowie Pullingformern und mit „Zeitlupenbällen" (Strandbällen) vor.

Paraplegikern oberhalb TH 5/6 dient die Stehschulung lediglich in der Anfangsphase des Gehtrainings zur Stabilisierung des Kreislaufs und den damit verbundenen Abbau orthostatischer Beschwerden. Bewährt hat sich ein elektro-hydraulischer Kipptisch, der vom Patienten selbst bedient werden kann, während sich manuell verstellbare Kipptische nur vom Therapeuten aufrichten und senken lassen. Die Aufrichtung wird täglich gesteigert bis maximal 85 Grad. Die anfängliche Winkelstellung richtet sich nach dem Kreislaufbefinden des Patienten. Elastische, komprimierende Strümpfe erleichtern das Stehen. Die eigentliche Gehschulung des Paraplegikers beginnt, wenn der Kreislauf stabil ist, die Stehbalance im stützhohen Barren und die Fähigkeit, das Eigengewicht zu stemmen, gegeben sind. Sicheres Stehen und Gehen setzt eine typische, allen kompletten paraplegischen Personen eigene, statische Grundhaltung voraus. Die mechanische Fixation der Kniegelenke in Streckstellung mittels Behelfsschienen (Gipshülsen oder Kreuzschienen) wird nach 4–8 Wochen ersetzt durch Schienenhülsen- oder Schellenapparate; ebenso gehört dazu die Hebung des Fußes, anfangs mit Hilfe angewickelter elastischer Binden oder Peronaeuszügel, später ersetzt durch eingebaute Steckhülsen am Absatz eines Konfektionsschuhes oder einer Fußbettung (Sandale) mit Glenzackfeder, über die dann normale- oder Maßschuhe getragen werden.

Die passive Hüftüberstreckung ist für das sichere Stehen von entscheidender Bedeutung. Sie wird durch aktives Anlegen der Schulterblätter an den Thorax und der damit einhergehenden Aufrichtung des Schultergürtels erreicht; dabei stützen die Hände in Hüfthöhe. Mangelnde Hüftüberstreckbarkeit, also das Vorliegen einer Hüftbeugekontraktur, erschwert das Stehen ganz erheblich und kann selbst durch korrigierende Maßnahmen an den Orthesen (verstärkte Kniebeugestellung, Fußhebung über den rechten Winkel und andere Maßnahmen) nicht ausgeglichen werden und somit kaum zum sicheren Stand, ja geschweige zum sicheren, ökonomischen Gehen führen. Deshalb ist der freien Beweglichkeit der Hüftgelenke bei allen Maßnahmen besondere Aufmerksamkeit zu schenken, z. B. durch Dehnlagerungen und passives Durchbewegen in Bauchlage.

Den unterschiedlichen Lähmungshöhen werden typische Gehtechniken zugeordnet. Vier Gangarten sind bei folgenden Läsionshöhen komplett gelähmter Patienten gebräuchlich:
1. Der Zuschwunggang beim Vorliegen einer Läsion zwischen C 8/TH 1 und TH 8
2. der Durchschwunggang im Bereich TH 9–L 2/3-Läsionen
3. der Vierpunktegang bei Ausfällen zwischen TH 8/9 und S 1 und
4. der physiologische Gang (2-Punkte-Gang) bei Läsionen unterhalb L 3.

Darüber hinaus dient der sogenannte „Zuschleifgang" zur Vorbereitung des Zuschwungganges – diese Gehtechnik wird ausschließlich im Barren geübt, dabei werden die Füße nicht vom Boden abgehoben, sondern langsam und gleichmäßig nach vorn gezogen.

Bei allen Gehtechniken ist grundsätzlich darauf zu achten, daß die Schultern während des Stemmvorganges gesenkt bleiben, um schmerzhafte Schulter-Arm-Syndrome, verursacht durch eine Überbeanspruchung der Schultergelenksmuskulatur, zu vermeiden. Die Unterstützungsfläche, begrenzt von den Füßen und den vorderen Abstützpunkten, wird beim Zuschleifgang nur geringfügig verkleinert. So gesehen ist eine relativ sichere Steh- und Gehbalance auch bei hohen Paraplegien erreichbar. Das gleiche gilt für den Zuschwunggang. Nur werden hier die Füße vom Boden abgehoben und nach vorne gependelt. Der Durchschwung- oder Pendelgang hingegen ermöglicht dem Paraplegiker schnelles und raumgreifendes Vorankommen. Während der Pendelphase werden die Beine an den Unterarmstützen vorbeigeschwungen und ca. 15 bis 40 cm vor den Gehstützen aufgesetzt (die Schrittlänge richtet sich nach der Körpergröße und dem Längenmaß von Armen und Beinen). Die Unterstützungsfläche wird während des Stemmvorgangs stark reduziert, so daß diese Gangart der Personengruppe mit innervierten und gut trainierten Rumpf- und oberen Bauchmuskeln vorbehalten bleibt. Darüber hinaus müssen beide Hüftgelenke gut überstreckbar sein („Hineinhängen" in den Bandapparat).

Beim Vierpunktegang, der technisch schwierigsten Gangart, wird durch einseitiges Anheben des Beckens auf der Spielbeinseite, je nach Läsionshöhe ermöglicht durch den Einsatz des Musculus latissimus dorsi, den schrägen Bauchmuskeln oder des Musculus quadratus lumborum, eine funktionelle Beinverkürzung erzielt, die bei leichter Körpervorlage eine Pendelbewegung des Spielbeins nach vorne bewirkt. Während dieses Vorgangs erfolgt die Dreipunktabstützung über die beiden Unterarmstützen und dem Standbein (Abb. 5). Entsprechend dem reziproken Gehen werden diagonale Belastungspunkte geschaffen, d. h. wird die linke Gehstütze vorgesetzt, folgt das rechte Bein, umgekehrt wird anschließend die rechte Gehhilfe nach vorne gebracht, folgt das linke Bein.

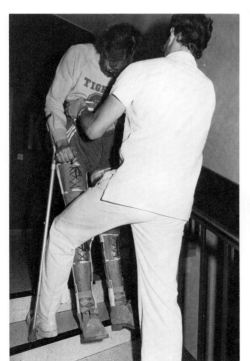

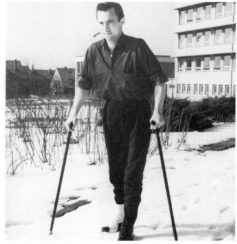

Abb. 6: Beim Treppensteigen werden beide Beine gleichzeitig auf die nächst höhere Stufe gestemmt oder auf die nächst tiefere abgelassen.

Abb. 7: Fortbewegung auf unterschiedlichen Bodenbeschaffenheiten gehört zur Gehschulung teilweise gelähmter Patienten.

Der physiologische Gang (2-Punkte-Gang) unterscheidet sich vom Vierpunktegang nur dadurch, daß Gehstütze und gegenseitiges Bein gleichzeitig eingesetzt werden. Mit dieser Technik ist harmonisches und schnelles Vorwärtskommen möglich, aber lediglich von Patienten mit inkompletten Läsionen oder kompletten Plegien unterhalb L 3 erlernbar.

Grundsätzlich werden Gehtechniken in Lernschritten erarbeitet, d. h. zunächst solange im Gehbarren geübt, bis das Bewegungsmuster der jeweiligen Gangart in seiner Grobform beherrscht wird. Anschließend wird die Aufgabe dadurch erschwert, daß innerhalb oder außerhalb des Barrens mit einer Unterarmstütze und nur noch einer stabilen Stemmhilfe, dem Barrenholm, zu üben ist. Danach schließt sich das Gehen an zwei Unterarmstützen an. Dabei ist die Hilfestellung des Therapeuten, schon aus Sicherheitsgründen, unbedingt erforderlich. Ein um die Hüfte des Gehschülers angelegter Fixationsgurt mit Haltegriff ermöglicht der Fachkraft, aktive Bewegungs- und Korrekturhilfen zu geben und die anfängliche Gleichgewichtslabilität und damit verbundene Unsicherheit und Angst vor Stürzen zu verringern. Mit zunehmender Gehbalance werden die manuellen Führungshilfen abgebaut. Selbst Patienten mit Läsionen oberhalb TH 5 sind nach ca. sechs bis acht Wochen intensiver, sachgerechter Gehschulung in der Lage, eine kurze, ebenerdige Wegstrecke (20 bis 150 m) ohne Hilfestellung im Zuschwunggang zurückzulegen.

Im Rahmen des Gehschulprogramms werden neben dem Erlernen verschiedener Gangarten auch das Treppensteigen (Abb. 6), das Hinsetzen und Aufstehen aus dem Rollstuhl oder von einer anderen Sitzgelegenheit, geübt sowie die Technik des Hinlegens, Hinfallens und Aufstehens trainiert. Darüber hinaus üben Patienten mit geringfügigen motorischen Ausfallerscheinungen, z. B. einer Fußhebeschwäche, das Gehen und Laufen auf dem Laufbandergometer. Diese Maßnahmen werden sogar unter erschwerten Bedingungen durchgeführt (Tragen von Hanteln u. a.), während des Gehens oder Fortbewegens auf unebenem Gelände, schrägen Hängen und unterschiedlichen Bodenverhältnissen (Abb. 7/8). Sie alle bilden ebenfalls adäquate Reize für inkomplette Paraplegiker.

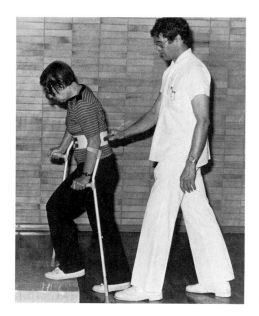

Abb. 8: *Das Überwinden von Hindernissen (Bürgersteig u. ä.) bereitet auf Alltagssituationen vor*

Trotz der beschriebenen typischen Zuordnung einzelner Gehtechniken an bestimmte Lähmungsbilder erlernen Querschnittgelähmte unterhalb TH 12/L 1 möglichst alle Gangarten, um ein breitgefächertes Gehvermögen in die Praxis umsetzen zu können. Kann dies Paraplegikern unterhalb der Läsionshöhe von TH 12 auch tatsächlich gelingen, so sind höher gelähmte Personen meist nicht in der Lage, das Erlernte im Alltag anzuwenden. Die meisten komplett gelähmten Patienten üben, wenn überhaupt, Stehen und Gehen im häuslichen Bereich ohnehin nur aus gesundheitstherapeutischen Gesichtspunkten, also zur Erhaltung der Fitneß, zur Kontrakturenprophylaxe, Verhütung von Blasen- und Nierensteinbildung, zur Erhaltung der Knochenstruktur und Muskelelastizität sowie zur Herabsetzung der Spastizität durch Drucksteigerung auf die Rezeptoren.

Sporttherapie

Der Sport mit Querschnittgelähmten hat im Rahmen medizinischer Rehabilitationsmaßnahmen und darüber hinaus auch außerhalb rehabilitativer Einrichtungen seinen festen Platz erobert. Neben den rein therapeutischen Effekten wie der Verbesserung von Kraft, Schnelligkeit, Gewandtheit und Geschicklichkeit und damit zusammenhängenden Konditions- und Koordinationsverbesserungen, treten psychische Auswirkungen. Sie beruhen auf der Förderung der Individualität, Kreativität, Spontaneität und der Freude am körperlichen Einsatz. Faktoren, die unter dem Gesichtspunkt funktionaler und vorgeschriebener Behandlungsmethoden der Physiotherapie besonderes Gewicht erhalten. Nicht zuletzt ist der Sport behilflich, die Voraussetzungen für eine bessere Anpassung an das spätere Leben im Alltag zu schaffen.

Grundsätzlich gibt es zwei sporttherapeutische Arbeitsfelder:
1. mit dem Rollstuhl als Arbeits- und Übungsgerät
2. ohne Rollstuhl

Abb. 9: Fechten – Ein Fechtrahmen fixiert die beiden Rollstühle am Boden, so daß ein Umkippen derselben verhindert werden kann.

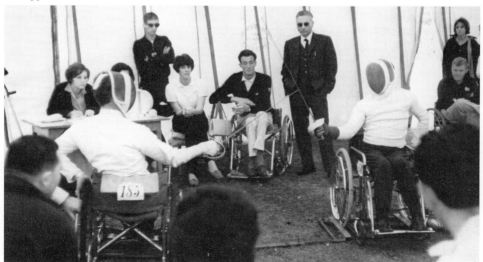

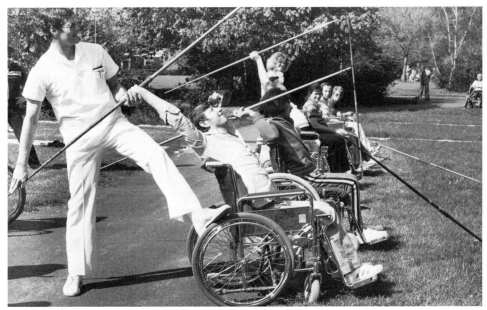

Abb. 10: Korrekturhaltung des Therapeuten während des Speerwurfs

Abb. 11: Speerzielwurf – Aus einer Entfernung von 5 m für Frauen und Tetraplegiker, beziehungsweise 10 m für paraplegische Männer, gilt es, in 6 Versuchen (die 5 besten werden gewertet) das Zentrum des Kreises (Durchmesser: 3 m) zu treffen

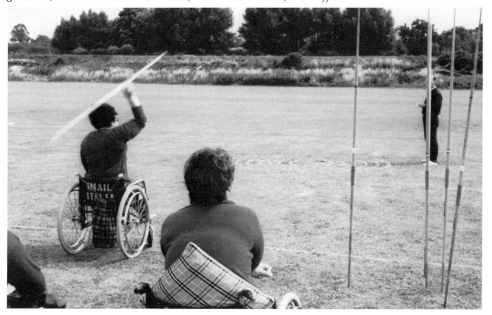

Zu 1. gehören:
Bogenschießen, Tischtennis, Fechten (Florett, Degen, Säbel), leichtathletische Disziplinen (Kugelstoß, Speerweit- und Speerzielwurf, Diskuswurf, Keulenweit- und Zielwurf, Slalomfahren sowie das Kurz- und Langstreckenfahren 60, 100, 200, 400, 1500 m), Mannschaftsspiele (Basketball, Volleyball, Hallenhockey, Handballvariationen, Federball, Prellball, Reaktionsspiele u. a.), Rollstuhlfahrtraining (Koordinationsfahren, Ausdauerfahren, Fahren auf zwei Hinterrädern u. a.), Ballgymnastik und Kegeln (Abb. 9–17).

Abb. 13: Typische Griffhaltung beim Keulenwurf

Abb. 12: Keulenweit- oder Keulenzielwurf – Eine geeignete leichtathletische Disziplin für Tetraplegiker, die nicht in der Lage sind den Speerwurf auszuführen

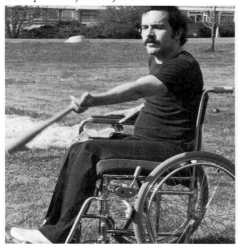

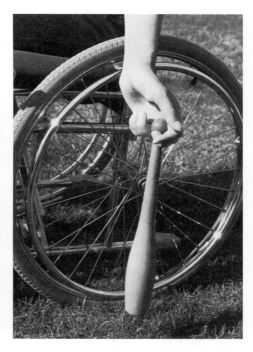

Abb. 14: Slalomfahren – Die 75 m lange Strecke ist möglichst schnell und fehlerfrei zurückzulegen; dabei sind Schwellen und eine 30 cm hohe Rampe (siehe Vordergrund) zu überfahren

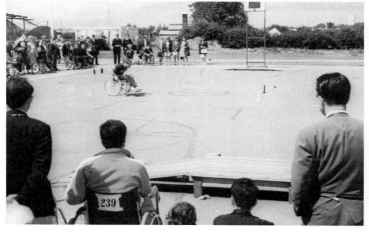

Zu 2., jenen Maßnahmen, die ohne Rollstuhl ausgeführt werden, gehören:
Kraul-, Brust- und Rückschwimmen, Gewichtheben und Trainingsprogramme auf der Gymnastikmatte (Abb. 18–19).

Typische Bewegungsabläufe der einzelnen Sportarten werden nur dort abgewandelt, wo eine Modifikation aufgrund der unterschiedlichen Behinderungen notwendig ist. So entfallen beispielsweise beim Kugelstoß und Diskuswurf komplizierte Drehungen; lediglich Standstöße oder Würfe aus dem Rollstuhl kommen in Frage (Abb. 20–21). Schwimmbewegungen der Arme fehlt je nach Schwimmtechnik der stabilisierende oder vortriebspendende Beineinsatz (Abb. 22).

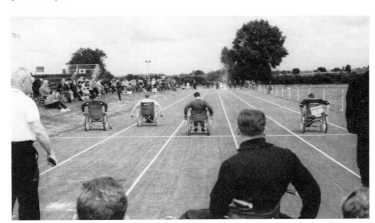

Abb. 15: 100 m Schnellfahren – eine olympische Disziplin für Paraplegiker

Abb. 16: Hanteltraining eines Tetraplegikers im Rollstuhl

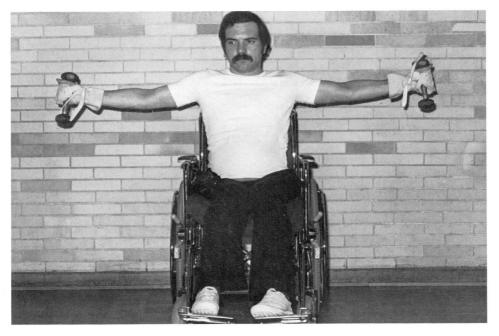

Die wichtige Beinarbeit des Tischtennis- oder Basketballspielers wird mit Hilfe wendiger speziell entwickelter Sportrollstühle kompensiert (Abb. 23–25), mangelnde Fähigkeit, einen Tischtennisschläger oder Bogen zu halten mittels technischer Hilfen (Behelfsschienen, Ausziehhilfen, Haken- und Bogenschießhandschuh) ausgeglichen, so daß gerade diese beiden Sportarten neben dem Rückenschwimmen für Tetraplegiker unterhalb einer Läsionshöhe von C 5/6 besonders geeignet sind (Abb. 26–27).

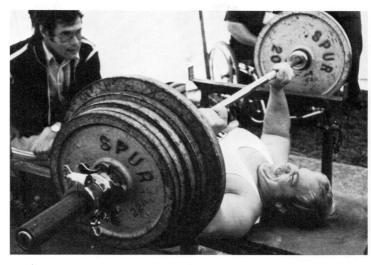

Abb. 18: Gewichtheben auf der Drückerbank – Eine Wettkampfdisziplin für Sportler mit einer Rückenmarkläsion unterhalb TH 12/L 1

Abb. 19: Mit Holzblöcken, je nach Können unterschiedlich hoch, wird während des Mattentrainings das Hochstemmen geübt

Abb. 17: Bei mangelnder Greiffunktion wird die Hantel mit einem Hantelhandschuh an die Hand fixiert

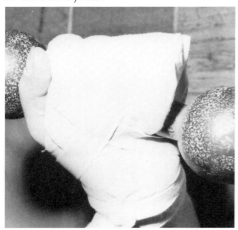

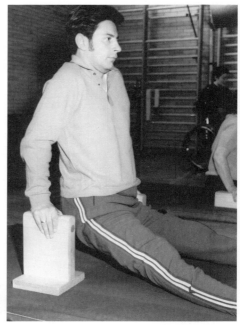

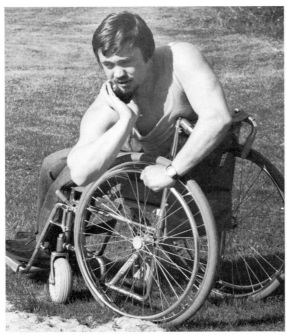

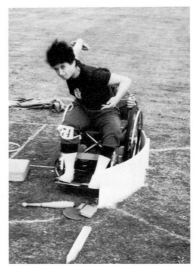

Abb. 21: Ansatz zum Diskuswurf

◄Abb. 20: Typische Haltung des Paraplegikers bei der Vorbereitung des Kugelstoßes

Abb. 22: Wassergewöhnung eines Nichtschwimmers in Rückenlage – Auftriebskörper an den Oberarmen befestigt, verhindert das Untergehen

Abb. 23: Rollstuhlbasketball erfreut sich immer größerer Beliebtheit – Die Abbildung zeigt zwei Spieler beim Angriffs- und damit zusammenhängenden Abwehrversuch

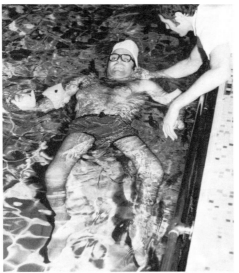

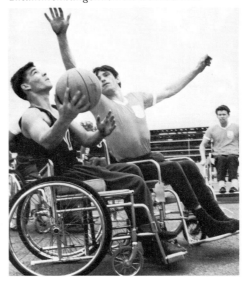

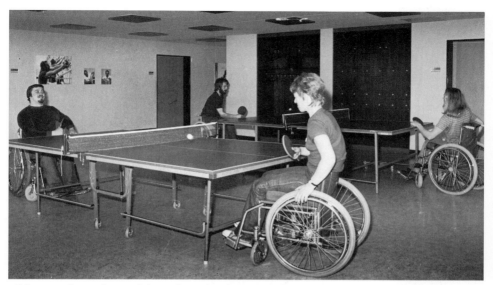

Abb. 24: Querschnittgelähmte beim Tischtennisspiel

Abb. 25: Eine niedrige Rückenlehne gewährt tiefgelähmten Paraplegikern Bewegungsfreiheit während des Ballwechsels

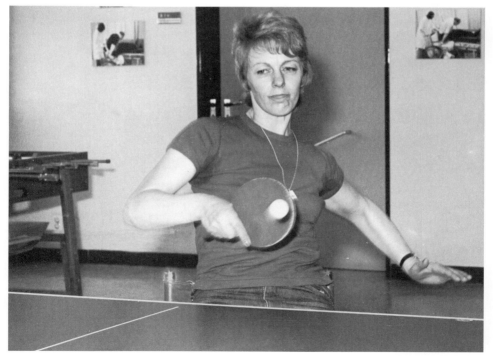

Die methodisch-didaktischen Prinzipien des klinischen Sports für Rollstuhlfahrer sind aus dem Nichtbehindertensport abgeleitet, aber mehr als bei diesem innerhalb der Rehabilitationsklinik unter dem funktionalen, gesundheitsfördernden und leistungsverbessernden Aspekt zu sehen.

Ein speziell für den Rollstuhl entwickeltes Regelwerk, die sogenannten internationalen Stoke-Mandeville-Regeln, stecken den Rahmen des Wettkampfsports ab. Darin wird beispielsweise festgelegt, welche technischen Hilfen für Para- und Tetraplegiker erlaubt sind, wie hoch das Sitzkissen beim Basketballspiel sein darf, ob das Anschnallen der Füße gestattet ist oder welche abweichenden Regeln gegenüber Unbehinderten in Kraft treten. Um den unterschiedlichen Behinderungen und der davon abhängigen Leistungsfähigkeit gerecht zu werden und sie bewerten zu können, wurden von Sir Ludwig GUTTMANN in Stoke-Mandeville

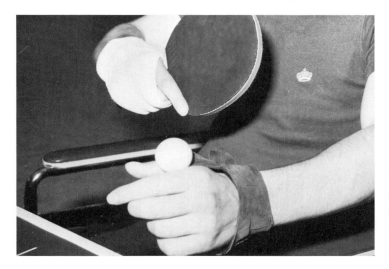

Abb. 26: Typischer Aufschlag des Tetraplegikers – Mittels elastischer Binde wird der Tischtennisschläger an der Hand fixiert

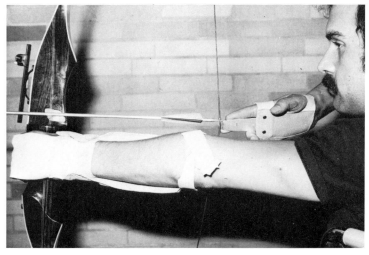

Abb. 27: Bogenschießen – Bogenschießhandschuh und Ausziehhaken ermöglichen Tetraplegikern ohne ausreichende Greiffunktion die Ausübung dieser Sportart

(England), von dem die Idee des Rollstuhlsports für Querschnittgelähmte ursprünglich ausging, in Zusammenarbeit mit Experten verschiedener Nationalitäten, acht Schadensklassen entwickelt, die ebenfalls in den internationalen Stoke-Mandeville-Regeln berücksichtigt werden. Tetraplegiker und Paraplegiker starten entsprechend der jeweiligen Läsionshöhe in getrennten Schadensklassen. Die Klasse 1 a, b, c ist z. B. den Halsmarkgeschädigten vorbehalten, die Klasse 2 bis 6 den Paraplegikern. Innerhalb der einzelnen Schadensklassen werden unterschiedlich hohe Anforderungen gestellt. Je tiefer die Läsion, desto höher die Leistungsanforderung. Ein Paraplegiker der Klasse 5 hat z. B. eine 100 m-Distanz beim Rollstuhlschnellfahren zurückzulegen, während bei Tetraplegikern der Klasse 1 a, b und c eine 60 m Strecke vorgeschrieben ist. Ähnliches gilt für die Schwimm- und Bogenschießdistanzen und das Kugelstoßen. Bei dem Tetraplegiker ist das Kugelgewicht auf 2 kg festgelegt, für den Paraplegiker beträgt es 4 kg.

Bereits in der Klinik sollte man sich bemühen, die internationalen Ausführungsbestimmungen bei regelgebundenen Sportarten wie dem Basketball- oder Tischtennisspiel und leichtathletischen Disziplinen zu beachten, um dem sportinteressierten Querschnittgelähmten nach seiner Entlassung aus der Spezialklinik den Anschluß an eine Behindertensportgruppe für Rollstuhlfahrer zu erleichtern.

Seit Anfang der 60er Jahre gibt es Vereinbarungen zwischen den Berufsgenossenschaften und dem Behindertensportverband. Die Berufsgenossenschaften zahlen den Behindertensportgemeinschaften für die einzelnen Übungsveranstaltungen, an denen ihre Versicherten teilnehmen, eine Kostenpauschale, darüber hinaus tragen sie einen Teil der Anfahrtskosten. Mit

Abb. 28: Kraft und Ausdauer gehören dazu, eine 1 500 m lange Strecke in ca. 6 Minuten zurückzulegen

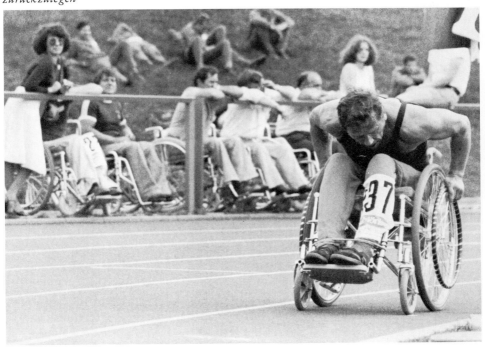

Inkrafttreten des Rehabilitationsangleichungsgesetzes von 1974 ist auch den Krankenkassen die Möglichkeit gegeben, die Kosten für den Behindertensport zu übernehmen.

Inzwischen gibt es 35 Rollstuhlsportgruppen in der Bundesrepublik, die dem Deutschen Rollstuhlsportverband als Dachorganisation angehören. In zahlreichen nationalen und internationalen Sportveranstaltungen haben Tetra- und Paraplegiker Gelegenheit, ihr sportliches Können unter Beweis zu stellen (Abb. 28–30). Beachtliche Leistungen haben gezeigt, daß Querschnittgelähmte, relativ gesehen, unbehinderten Leistungs- und Wettkampfsportlern nicht nachstehen. So wird beispielsweise von Spitzenkönnern die 100 m Strecke mit dem Rollstuhl in weniger als 20 Sek. zurückgelegt, die 4-kg-Kugel über 10 m weit gestoßen und der 600-g-Speer über 35 m weit geschleudert. Direkten Leistungsvergleich mit Unbehinderten und damit zusammenhängender Ebenbürtigkeit ergeben sich für den Rollstuhlsportler beim Schießsport. Im Bogenschießen konnten sich Querschnittgelähmte bei regulären Meisterschaften und Landesmeisterschaften auch tatsächlich hervorragend plazieren.

Leider gibt es dabei aber auch negative Begleiterscheinungen. Ähnlich wie im Hochleistungssport der Nichtbehinderten lassen sich unter den leistungssportlichen Wettkampfbedingungen großer Sportveranstaltungen Gefahren für die Gesundheit der querschnittgelähmten Sportler nicht immer ausschließen. Oftmals ist ein mehrstündiges tägliches Trainingspensum erforderlich, um dem internationalen Standard zu entsprechen und somit eine Gewinnchance bei Olympischen Spielen der Behinderten oder bei Weltmeisterschaften zu haben. Druckgeschwüre, schmerzhafte Schulter-Arm-Syndrome und Sehnenscheidenentzündungen sind Folgezustände, die durch einseitige Trainingsüberlastungen entstehen. Erfreulicherweise betrifft das aber nur einen kleinen Teil sporttreibender Querschnittgelähmter.

Krankengymnastik, Gehschulung und Sporttherapie dürfen, wenn auch in diesem Bericht nacheinander abgehandelt und nur unvollständig angesprochen, nicht als isolierte, voneinander unabhängige Therapieverfahren angesehen werden. Sie sind vielmehr als aufeinander abgestimmte, sich gegenseitig ergänzende, individuelle Maßnahmen zu betrachten. Jede Therapie ist ein Teil des Ganzen. Nur so kann es gelingen, die umfassenden medizinischen Rehabilitationsmaßnahmen wirkungsvoll zu entfalten.

Abb. 29: Endspurt beim 1500 m Langstreckenfahren

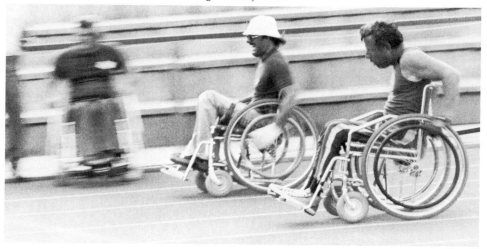

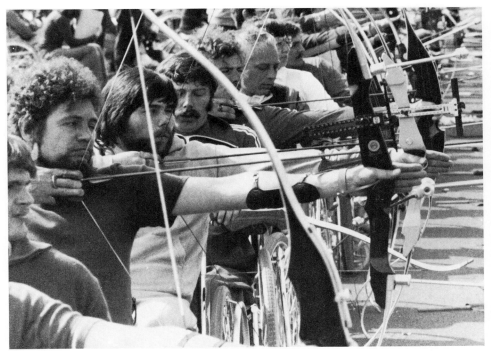

Abb. 30: Bogenschießen, eine ideale Sportart für Querschnittgelähmte. Präzisionsbögen, eine ausgefeilte Technik und regelmäßiges Training befähigen Behinderte zu hervorragenden Leistungen

9. Psychologische Ausbildung, Fortbildung und Betreuung des Pflegepersonals einer Abteilung für Querschnittgelähmte

Von Brigitte Winter-Klemm

Abteilungen für Rückenmarkverletzte sind zwangsläufig äußerst personalintensiv, wobei in der Regel nur ein kleiner Anteil der Pflegekräfte voll ausgebildet ist und über längere Zeit in der Abteilung verbleibt. Hilfskräfte, Praktikanten, Aushilfskräfte und Zivildienstleistende machen einen hohen Anteil des Personals aus, unter ihnen ist die Fluktuation, der Personalwechsel, naturgemäß höher als unter dem voll ausgebildeten Stammpersonal.

Was aber alle – Ausgebildete und Nicht- oder Teilausgebildete – auf solchen Abteilungen vorfinden, ist neben einer besonders schwierigen pflegerischen Aufgabe eine Fülle von psychischen Erwartungen und Anforderungen der Patienten, für die sich zwar alle verantwortlich, aber fast nie entsprechend ausgebildet oder sonst wie gerüstet fühlen.

Aus solchen Vorüberlegungen wird klar, daß es wenig Sinn hat, für die Standardausbildung in der Krankenpflege mehr Psychologie und speziell mehr auf Querschnittgelähmte bezogene Psychologie zu fordern. Sinnvollerweise kann psychologische Ausbildung, Fortbildung und Betreuung des Pflegepersonals einer solchen Abteilung nur fortlaufend und vor allem nur auf der Abteilung, also vor Ort, geleistet werden.

Da bisher nur an den wenigsten Einrichtungen oder Abteilungen für Rückenmarkverletzte Psychologen oder Psychotherapeuten arbeiten und die zuvor genannten Aufgaben übernehmen können, soll an dieser Stelle und im Rahmen dieser Arbeit skizziert werden, wie solche psychologische Hilfe aussehen kann; es soll gleichzeitig ein Überblick über die hauptsächlichen psychischen Schwierigkeiten von Pflegekräften im Umgang mit Querschnittgelähmten und über die schwerwiegendsten psychischen Probleme der Patienten gegeben werden. Schließlich soll gezeigt werden, wie durch sinnvolle psychologisch betreute Teamarbeit die erdrückend und unlösbar erscheinende Problematik auf der Personal- *und* Patientenseite verstehbarer und dadurch auch erträglicher und ein Stück weit lösbar werden kann.

Die psychische Situation des Pflegepersonals gegenüber den Querschnittgelähmten

Unabhängig davon, wie der einzelne damit umgeht und für sich eine Verhaltensweise findet, steht für jeden Beteiligten die Hilflosigkeit gegenüber der Verletzung im Vordergrund. Ein hoher Prozentsatz der Patienten ist von der Verletzung her „komplett", d. h. am Lähmungsbild wird sich niemals etwas ändern können, viele sind tetraplegisch, d. h. so hoch gelähmt, daß Selbständigkeit und Kompensation über erhaltene Funktion der Arme, wie beim Paraplegiker, nicht mehr möglich sind. Nicht nur die Patienten, auch ihre gesunden Betreuer wehren sich innerlich gegen die unumstößliche Endgültigkeit des Lähmungszustandes.

In der Regel müssen Pflegekräfte auf der Querschnittstation auf eine wichtige und selbstverständliche Befriedigung ihres Berufes verzichten: Ihre Patienten werden nicht wieder hergestellt und geheilt entlassen, sie müssen sich damit zufrieden geben, daß ihre Schützlinge – meist sind es junge Menschen – durch gelungene Rehabilitation zwar lebensfähig und bei entsprechenden Voraussetzungen auch einigermaßen selbständig sind, daß ihnen aber die lebenslange, schwere Behinderung nicht zu ersparen ist und sie niemals über die unbeschränkten Möglichkeiten der Lebensgestaltung ihrer Altersgenossen verfügen werden.

Die Querschnittpflege ist in ihrer Art einzigartig und in der psychischen Belastung auch nur bedingt mit anderen „schweren Pflegen", wie z. B. Karzinom-Patienten, Geriatrie, Intensivstation und dergleichen zu vergleichen. Was die Querschnittpflege so überaus belastend macht, ist, daß die Patienten meist jung und äußerlich unversehrt sind, daß sich an dem eigentlichen Zustand, der Lähmung, weder etwas verbessert noch verschlimmert, daß man sich die Funktionsausfälle, vor allem die Gefühllosigkeit, nur schwer vorstellen kann, und schließlich, daß gerade der schmerz- und gefühllose Teil des Körpers so überaus empfindlich und anfällig ist und nur durch aufwendige und gewissenhaft befolgte Pflegemaßnahmen die ständig drohenden Komplikationen, vor allem Harnweginfekte und Druckstellen, vermieden werden können.

Die einzig verfügbare Befriedigung für Pflegekräfte in der Querschnittbetreuung liegt in Erfolgen, die in Zusammenarbeit mit dem Patienten errungen werden: Wenn sich Darm und Blasenfunktion durch geduldiges Training zwar nicht normalisieren lassen, aber doch letztendlich so trainierbar sind, daß der Patient trotz fehlender sensibel-motorischer Kontrolle die Ausscheidung nach seinem Willen herbeiführen kann, und wenn der Patient seine persönliche Pflege und Dekubitusprophylaxe selbst übernehmen und konsequent durchführen kann. Man muß sich darüber klar werden und auch offen zugeben, daß im Vergleich zum Aufwand, der getrieben werden muß, und den Anstrengungen, die beide, Patient und Betreuer, unternehmen, die Ergebnisse mager erscheinen können – Konservierung, Vermeidung von Komplikationen und bestmögliche Rehabilitation –, daß es nur möglich ist, sich mit solchen Erfolgen zufrieden zu geben, wenn man weiß, daß es keine Alternative gibt, daß einem gut konservierten und rehabilitierten Querschnittgelähmten eine Menge Möglichkeiten der Lebensgestaltung offenstehen, und daß er einer fast normalen Lebenserwartung gewiß sein kann.

Die psychischen Folgeerscheinungen der Querschnittlähmung für den Patienten

Die Querschnittlähmung bedeutet nicht nur eine grundlegende körperliche Veränderung, sie hat auch vielfältige seelische Folgen – sie muß gleichermaßen körperlich wie psychisch bewältigt werden, wobei man sich eine ständige Wechselwirkung vorstellen sollte.

Natürlich läuft weder die physische noch die psychische Rehabilitation jemals störungsfrei und ohne Rückfälle ab, und man sollte sich auch damit zufrieden geben können, daß nur in ganz seltenen Glücksfällen ein optimales Rehabilitationsziel, die Ausschöpfung aller Möglichkeiten gemäß der persönlichen Voraussetzungen des Patienten und der Verletzungshöhe erreicht wird. Die Verletzung kann sozusagen jeden treffen; Querschnittpatienten unterscheiden sich in nichts vom Durchschnitt der Bevölkerung; so kann man auch nicht erwarten, daß sie alle Helden sind, von großer Leistungsfähigkeit, enormer Leistungsmotivation und philosophischer Geduld. Es sind Menschen mit ganz normalen psychischen Voraussetzungen, an denen in der Extremsituation einer so schweren Verletzung Schwächen und Verhaltensauffälligkeiten sichtbar und spürbar werden, die unter normalen und gesunden Umständen nie zum Tragen gekommen wären.

Kaum einer kann das Trauma einfach hinnehmen und sich klaglos damit abfinden, fast jeder, und das ist normal, wehrt sich in irgendeiner Weise gegen das Unerträgliche.

Die meisten der psychischen Abwehrmaßnahmen sind unbewußt und damit auch „unvernünftig"; auch wer sich verstandesmäßig längst mit der Lähmung auseinandergesetzt und abgefunden hat, wird sich unbewußt trotzdem nur zur Wehr setzen.

Im folgenden soll stichwortartig dargelegt werden, zu welchen psychischen Abwehrmaßnahmen es im allgemeinen bei Querschnittgelähmten kommt, und welche spezifischen psychischen Folgen die Funktionsausfälle in vier Bereichen – Motorik, Sensibilität, Ausscheidung und Sexualität – nach sich ziehen.

Vorwurfshaltung
Verstandes- und gefühlsmäßig ist vom Verletzten kaum einzusehen, daß eigentlich niemand „Schuld hat" an dem Elend, auch ein selbstverschuldeter Unfall müßte nicht notwendigerweise eine so schwere lebenslange Behinderung nach sich ziehen. Aber da jeder in irgendeiner Weise die Verletzung als Strafe empfindet (oft ohne zu wissen wofür), sucht auch jeder nach einer Schuld. Da solche „Schuld" meist bei sich selbst nicht zu finden ist, weil sie objektiv nicht existiert, das Strafempfinden aber eng an die fortbestehende Verletzung gebunden ist, wird sekundär, das geschieht natürlich völlig unbewußt, nach Schuldigen gesucht, zumindest nach jemand, dem man Vorwürfe machen kann.

Erste Opfer sind in der Regel die Pflegekräfte, denen Unachtsamkeit, Nachlässigkeit oder Lieblosigkeit vorgeworfen wird. Oft sind Patienten aus solchen Gründen auch von ihrem Arzt enttäuscht, von Verwandten und Freunden und später, nach der Entlassung wird dann der Kostenträger oder „die Gesellschaft" angeklagt, die den Verletzten nicht genügend schützen, versorgen und entschädigen.

Widerstände gegen aktive Behandlungen
Dafür gibt es eine ganze Reihe von Gründen, wiederum die meisten unbewußt. Wichtige Faktoren sind sozusagen regelhaft *Resignation und Depressivität* wodurch die Kraftanstrengung jeder Übung, z. B. des Blasentrainings, noch gewaltiger und das Ergebnis noch dürftiger erscheint. Der Patient versucht, Ausflüchte zu finden, möglichst somatischer Art, wie z. B. Kreislaufstörungen oder Schmerzen, um sich nicht nur die eigene enttäuschende Anstrengung zu ersparen, sondern sich vielleicht wieder ein Stückchen relativ befriedigender Versorgung zu verschaffen.

Widerstände sind auch ein gutes Mittel, um *Aufmerksamkeit und Zuwendung* zu erhalten. Daß solche Zuwendungen nicht nur positiver sondern auch negativer, wie z. B. ärgerlicher oder tadelnder Art sein kann, nimmt man in Kauf. Hauptsache das schreckliche Gefühl klein, schwach und bedeutungslos zu sein, kann durch das Erleben, daß sich jetzt alles um einen dreht, ausgeglichen werden. Die eigene Hilflosigkeit wird so kompensiert und für einen Moment in Stärke umgewandelt, und es befriedigt, wenn man so viel Macht ausüben kann, daß die Gesunden, die Schwestern und Pfleger, wütend, hilflos und verzweifelt sind.

Eine letzte Art von Behandlungswiderständen ist an dieser Stelle aufzuführen, sie hat die am tiefsten, unbewußten Wurzeln. Manche Patienten, vor allem solche, die sich überhaupt nicht abfinden können, haben die Phantasie, die Verletzung dadurch ungeschehen machen zu können, indem sie sie verleugnen. Zur Verleugnung gehört auch, daß man nicht eine Behandlung durchführt, für die es gar keine einsichtige Notwendigkeit gibt, wenn man z. B. an der Phantasie festhält, daß gar keine motorische Lähmung vorliegt, oder wenn, daß diese sowieso bald vorübergeht, braucht man sich auch nicht durchzubewegen, oder sich mit krankengymnastischen Übungen zu plagen.

Psychosomatische Störungen
Scheinbar gut angepaßte und für Rehabilitation gut motivierte Patienten zeigen oft unerklärli-

che Anfälligkeiten für Druckstellen und Harnweginfekte. Hier sollte man daran denken, daß die Komplikation unter Umständen somatischer Ausdruck einer tief verdrängten Enttäuschung und Depression über die Lähmung ist, und daß der Patient von sich aus nicht die Möglichkeit hat – oder es ihm an Gelegenheit fehlt – über seine Gefühle von Angst und Enttäuschung zu sprechen.

Bedauerlicherweise kann man vielen psychosomatisch-reagierenden Patienten durch Aussprachen und verbale Zuwendung nur wenig helfen, es liegt in ihrer besonderen seelischen Natur, daß sie sich lebenslang praktisch nur körperlich und nicht über den verbalen Ausdruck positiver und negativer Gefühle bemerkbar machen können.

Natürlich können auch andere psychosomatische Störungen auftreten, die zum Teil gar nicht oder nur bedingt querschnittspezifisch sind, wie z. B. Magenbeschwerden, Allergien oder Verdauungsstörungen, aber gerade den Druckstellen und Harnweginfekten sollte man besondere Aufmerksamkeit zuteil werden lassen.

Unbestritten ist jeder Querschnittgelähmte anfällig für diese Komplikationen, sie treten bei pflegerischer Vernachlässigung unausweichlich auf, aber wenn sie trotz gewissenhafter Pflege und Beachtung aller Vorschriften immer wieder auftreten, und noch dazu auffallende Therapieresistenz zeigen, sollte man die Sache nicht einfach mit besonderer „Empfindlichkeit des Patienten" abtun, sondern daran denken, daß er auf diese Weise für ihn unlösbare seelische Konflikte ausdrückt und in der Krankheit auch eine vorübergehende psychische Erleichterung erlebt. Die Erleichterung besteht in der wiederhergestellten Pflege und Versorgungssituation, außerdem spielt sich die Erkrankung im gelähmten Bereich ab und verursacht keine besondere Unlust, d. h. direkte Schmerzen oder Beschwerden.

Fehlverhaltensweisen

Sie könnten auch unter dem Abschnitt „Widerstände" besprochen werden, denn auch sie sind Abwehrmaßnahmen, und zwar unbewußter Ausdruck der Unfähigkeit, den veränderten Körperzustand des Gelähmten akzeptieren zu können. Sie haben meist ausgeprägt selbstdestruktiven Charakter und sind therapeutisch nur schwer zu beeinflussen. Zu ihnen gehören Über- oder Unterernährung, exzessives Rauchen und übermäßiger Alkoholgenuß sowie Fahrlässigkeit, Nachlässigkeit und Unachtsamkeit im Umgang und in der Pflege mit sich selbst.

Regression und Übertragung

Querschnittgelähmte neigen wegen der Schwere der Verletzung und weil sie physiologisch und funktionell einem Kleinkind sehr ähnlich geworden sind, auch psychisch in besonderer Weise zur Regression, d. h. sie verfallen leicht in frühkindliche Verhaltens- und Erlebnisweisen. Auf diese Weise wird zwar, psychologisch gesehen, eine gewisse Harmonisierung von Körperzustand und Psyche erreicht (der Körperzustand ist unveränderlich, also muß sich die Psyche verändern), aber in unerwünschter und für den Patienten schädlicher Weise.

Die Bemühungen der Rehabilitation gehen dahin, daß der Patient sich trotz des „Kinderkörpers" wieder als vollwertig, selbstbewußt und erwachsen erleben kann. Bekanntlich ist der Weg dahin jedoch weit und gerade die Pflegekräfte erleben den Patienten vom ersten Tage an, also auch in der tiefsten Regression. In diesem Zustand des Rückzuges werden die Personen der Umwelt nicht mehr realistisch, sondern durch das Erleben des Patienten als verzerrt wahrgenommen, ihnen werden Züge und Verhaltensweisen von Bezugspersonen der frühen Kindheit zugeschrieben. Die Krankenschwester kann wirklich für eine Weile wie die Mutter erlebt werden, sie wird entsprechend geliebt, groß ist aber auch die Wut, wenn sie sich nicht genügend kümmert und schlimm die Eifersucht, wenn sie sich anderen gleichermaßen oder vermeintlich gar vermehrt zuwendet.

Depression, verborgene (larvierte)
Depression
Nur selten sind Querschnittgelähmte eindeutig depressiv und verhalten und äußern sich in entsprechender Weise, zumindest nicht während des stationären Aufenthaltes. Wahrscheinlich liegt es daran, daß in der Betriebsamkeit der Klinik und in dem straffen Rehabilitationsprogramm so viel Außenantrieb vorgegeben ist, daß ein echter depressiver Rückzug durch aktivierende äußere Bedingungen verhindert wird. Hinzu kommt, daß in der Hilflosigkeit der Behinderung jeder Patient sehr auf Hilfe und Zuwendung der gesunden Betreuer angewiesen ist. Niedergeschlagenheit, Pessimismus und Unlust werden von den Pflegekräften ungünstig aufgenommen, der Patient wird zurechtgewiesen oder aufgemuntert, er muß jedenfalls befürchten, weniger Zuwendung und eine weniger gute Versorgung zu bekommen, wenn er nicht dankbar und „positiv" sein kann.

So macht sich, wenn überhaupt, die Depression in verstellter Form bemerkbar, sie ist ein wesentlicher Teil der schon besprochenen schwierigen Verhaltensweisen, Vorwürfe, Widerstände, psychosomatischen Reaktionen, Fehlverhaltensweisen und Regression.

Überangepaßtheit, Verleugnung des Traumas
Man sollte immer vorsichtig oder gar mißtrauisch sein, wenn ein Patient zu gut mit allem fertig wird, wenn er so tut, als mache ihm alles nichts aus, als sei die Rehabilitation eine einzige sportliche Herausforderung. Solche Menschen nehmen zwar rational das Trauma und seine Folgen sehr genau zur Kenntnis und sie verhalten sich auch völlig richtig, indem sie alle Pflegeanweisungen befolgen, selbständig werden und wie besessen trainieren; was sie verleugnen, d. h. überhaupt nicht zur Kenntnis nehmen, sind die seelischen Folgen einer so tiefgreifenden körperlichen Veränderung.

In einer schweren traumatischen Neurose – Überangepaßtheit nach schwerstem Trauma ist als eine schwerwiegende Form einer solchen Neurose anzusehen – wird die Verleugnungshaltung und „Pseudonormalität" oft über lange Zeit, gelegentlich über Jahre, aufrechterhalten.

Entweder führt sie nach längerer Zeit zu immer ausgeprägterer Erstarrung der Persönlichkeit, oder es kommt, oft bei geringfügigen Anlässen, zu Zusammenbrüchen oder psychischen Einbrüchen, die so schwer sind, daß das vorher bestehende Gebäude von Angepaßtheit und Problembewältigung nicht wieder errichtet werden kann. Es kann z. B. vorkommen, daß solch ein Patient jahrelang bewundernswert alles erträgt, eine enorme Stärke demonstriert und auch Erfolge für sich verbuchen kann, und daß ihn ein Ereignis, wie z. B. der Tod eines Verwandten, in tiefe Depression verfallen läßt – die gesamte Depression, die er bisher verleugnete, findet an diesem Anlaß eine Austrittsstelle und wird zu einem nicht mehr aufzuhaltenden Dammbruch.

Psychische Folgen der spezifischen Funktionsausfälle
1. Motorik
Abgesehen von den praktischen Folgen sind die psychischen Erlebnisse infolge der motorischen Lähmung höchst unlustvoll und angsterregend. Fast jeder Gesunde hat gelegentlich Träume, in denen er „wie angewurzelt steht", nicht weglaufen oder z. B. einem abfahrenden Zug nicht nachlaufen kann; oder er kann etwas nicht greifen oder festhalten. Wenn fast jeder Gesunde solche Träume hat, kann man leicht einsehen, daß in diesen Träumen allgemein menschliche, sogenannte Urängste ihren Ausdruck finden.

Für den Gelähmten sind diese Ängste Realität geworden, und es bedarf großer seelischer Anstrengung, sich mit der Bewegungseinschränkung abzufinden, ohne daß sie ständig große Angst macht. Es ist auch psychisch bedeutsam, wenn man sich einer Sache nicht unbedingt stellen muß, sondern auch weglaufen kann, wenn man Ärger oder Spannung über einen Spaziergang oder Sport abzureagieren imstande ist. Motorische Spannungsabfuhr ist sicher für verschiedene Menschen unterschiedlich wichtig, es steht jedoch fest, daß viele Menschen so am besten ihr psychisches Gleichgewicht regulieren können, und wenn ein solcher Mensch eine Querschnittlähmung erleidet, ist er davon ganz besonders hart betroffen.

2. Sensibilität
Außer der erhöhten Gefahr von Verletzung und Druckschädigung hat die Sensibilitätsstörung des Querschnittgelähmten für ihn die am wenigsten gravierenden praktischen Auswirkungen (ausgenommen die Sensibilitätsstörung im Darm-, Blasen- und Genitalbereich). Psychisch sind die Funktionseinbußen höchst bedeutsam und es ist charakteristisch, daß darüber kaum je gesprochen wird, eben weil es so sehr in das Allerpersönlichste und auch weit in das Unbewußte hineinreicht.

Das Körperbild des Gelähmten ändert sich, die gelähmten Teile werden als abgetrennt, als enttäuschend und entseelt erlebt, sie machen sich nur noch hinderlich bemerkbar, z. B. durch Spasmus und ihr hohes totes Gewicht. Zur Rehabilitation gehört unbedingt, daß der Patient auch seine gelähmten Körperteile „wiederbeleben" und als zu sich gehörend erleben kann. Nur dann kann er auch den gelähmten Teilen die nötige Pflege und Sorgfalt zukommen lassen. Ein wichtiger Weg zur Wiedererfahrung des Körpers geht über die Hände, vor allem wenn der Patient sich wieder versorgt und über die Hände wahrnimmt, wie sich die gelähmten Teile anfühlen, nämlich ganz oder fast ganz normal und wie sie auch reagieren. Nicht nur wegen der höheren Lähmung, sondern vor allem wegen der Unmöglichkeit der Selbstwahrnehmung über die Hände, ist der Tetraplegiker bedeutend schwerer belastet als jeder Paraplegiker, ihm stehen zur Selbstwahrnehmung nur noch die Augen zur Verfügung.

3. Ausscheidung
Von fast jedem Querschnittpatienten wird die Darm- und Blasenlähmung als unangenehmster Teil der gesamten Behinderung erlebt. Daß sich mit diesen Funktionsstörungen und Ausfällen ausgeprägte soziale Ängste verbinden, ist verständlich und diese Angst ist auch berechtigt, denn bei aller Toleranz ist ein Erwachsener, der seine Ausscheidung nicht kontrollieren kann, in Gesellschaft, Öffentlichkeit und Berufsleben aus einsichtigen Gründen kaum akzeptabel.

Gelingt die Rehabilitation von Darm und Blase nicht oder nur unvollkommen, wird sich der Betroffene nur im engsten Familienkreis aufhalten können und sich auch dort mit einer beschämenden, abhängigen und geduldeten Position zufrieden geben müssen.

Mehr als durch Sexualstörungen und Bewegungsunfähigkeit wird durch Inkontinenz die eheliche Partnerschaft im Sinne einer erwachsenen und gleichberechtigten Ergänzung in Frage gestellt, die Partnerschaft gerät in große Gefahr, entweder zu scheitern oder die Form einer ungleichen und unreifen Abhängigkeitsbeziehung nach dem Vorbild der frühen Mutter-Kind-Beziehung anzunehmen. Durch die Darm- und Blasenlähmung ist dem Patienten die körperliche Voraussetzung für das überaus wichtige Selbstgefühl von Unabhängigkeit und Eigenständigkeit genommen, diese psychischen Fähigkeiten werden vom Kleinkind mit der gelungenen Sauberkeitserziehung erworben. Eine gelungene Blasen- und Darmrehabilitation bedeutet einerseits, daß durch Training, d. h. Konditionierung, diese Funktionen, wenn auch nicht völlig kontrollierbar, so doch regulierbar werden, somit die soziale Unabhängigkeit wieder gewährleistet ist, andererseits, daß der Patient begreift, daß er auch ohne den Rückhalt der körperlichen Kontrolle über die Sphinkteren ein autonomer Erwachsener ist und bleibt.

4. Sexualität

Die Störung der Sexualfunktionen bedeutet für jeden Mann einen empfindlichen Angriff auf das Selbstwertgefühl. Die Patienten fühlen sich beschämt und quälen sich meist unbewußt mit enormen Schuldgefühlen, weil sie, wie eingangs schon erläutert, verständlicherweise zu der Schlußfolgerung neigen, daß sie wegen einer Schuld jetzt mit dem Verlust oder der Einschränkung ihrer Männlichkeit bestraft wurden. Der Verzicht auf sexuelle Befriedigung fällt schwer – der Patient verfügte, wie jeder normale Erwachsene, bis zu seinem Unfall über die selbstverständliche Möglichkeit der Befriedigung und Spannungsabfuhr sowohl in der sexuellen Partnerschaft als auch in der Selbstbefriedigung. Hinzu kommt jetzt noch das schlechte Gewissen, dem Partner die Sexualbefriedigung nicht mehr verschaffen zu können und die Angst, aus solchen Gründen verlassen zu werden. Als Folge dieses Bündels von unlustvollen Gefühlen und Erlebnissen, von Triebverzicht, Trennungsangst und gemindertem Selbstbewußtsein sind die Patienten oft deprimiert und auch in anderen Bereichen verzagt und wenig sicher, manche allerdings versuchen, mit recht derben Mitteln die Einbuße zu kompensieren oder über sie hinwegzutäuschen. Nur so kann man verstehen, daß sich gerade Querschnittgelähmte in derben Witzen und vulgären Redensarten ergehen und sich auch häufig mit pornographischer Literatur beschäftigen. Letzteres hat wahrscheinlich noch einen weiteren Beweggrund: Der Verletzte hofft halb bewußt, durch den psychogenen Reiz der pornographischen Darstellung, wie in früheren Zeiten seine geschwächte Potenz anregen zu können, das gleiche gilt auch für Hoffnungen, die sich beim ersten Wochenendurlaub an die Wiederaufnahme sexueller Kontakte mit der vertrauten Partnerin knüpfen. In all diesen Fällen bewirkt der unausweichliche Mißerfolg Enttäuschung und Beschämung und nur ganz allmählich dringt beim Patienten die Erkenntnis durch, daß sich wirklich eine tiefgreifende Veränderung vollzogen hat, die durch altbewährte Maßnahmen oder Verleugnung der Funktionseinbuße nicht aus der Welt zu schaffen ist.

Psychologische Fortbildung und Betreuung der Pflegegruppe

Alles, was bisher im Rahmen dieser Ausführungen über spezifische Probleme von Pflegekräften auf Querschnittstationen und über psychische Belastungen und Abwehrreaktionen der Patienten gesagt wurde, sollte idealerweise als Grundwissen bei allen Pflegekräften, gleichgültig ob vollausgebildet oder nur angelernt, vorausgesetzt werden können. Um zu wirklich sinnvoller und erfolgreicher Rehabilitationsarbeit zu gelangen, bedarf es neben diesem Grundwissen einer Ergänzung und ständigen Auffrischung und Bestätigung durch die Zusammenarbeit der Pflegegruppe und Stationsbesprechungen, in denen das Geschehen zwischen Pflegekräften und Patienten kritisch überdacht wird.

Ob diese Besprechungen unter Beteiligung von Abteilungsleitern, und/oder Stationsarzt und des Psychologen und Sozialarbeiters stattfinden, hängt von den jeweiligen Gegebenheiten der Abteilung ab, inwieweit z. B. überhaupt ein Psychologe oder Sozialarbeiter als Mitarbeiter vorhanden sind. Wenn ein Psychologe verfügbar ist, ist er wahrscheinlich die richtige Person, um in solchen Besprechungen die nötigen Denkanstöße zu geben und das Interesse immer wieder auf die Gesamtproblematik des Patienten und auf die Schwierigkeiten, die sich in der Interaktion mit der Pflegegruppe abzeichnen, zu lenken. Durch solche Gruppenarbeit kann sowohl ständige praxisnahe psychologische Fortbildung als auch Betreuung und Entlastung der durch die erdrückende Problematik sich überfordert fühlenden Mitarbeiter erreicht werden.

Im einzelnen kann die Gruppenarbeit folgende Aufgaben übernehmen und damit zu einer Optimierung von Therapieerfolgen und einer Verbesserung des Arbeitsklimas auf der Abteilung beitragen:

Unterscheidung subjektiver und objektiver Probleme mit den Patienten
Es kann in der Besprechung geklärt werden, ob ein Patient mit seinen Schwierigkeiten von allen Beteiligten ähnlich erlebt wird und bei allen ähnliche Reaktionen z. B. von Ärger, Ungeduld oder Hilflosigkeit erzeugt, oder ob es sich um eine bestimmte Unverträglichkeit von zwei nicht miteinander harmonierenden Persönlichkeiten handelt. In beiden Fällen ist die Pflegegruppe als Team hilfreich – entweder indem man die Bestätigung bekommt, daß man nicht alleine Schwierigkeiten mit dem Patienten hat, oder indem die freundlich kollegiale Gruppe in konstruktiver Weise eine Schwester oder einen Pfleger berät, der mit einem Patienten in Konflikt geraten ist.

Erarbeitung von Behandlungsstrategien
Hier gehen menschlich-psychologisches Vorgehen und praktische Rehabilitationsarbeit eine sehr enge Verbindung ein. Es sollte bei der Besprechung von Behandlungs- und Entlassungsplan auch die psychische Verfassung mit in die Überlegungen einbezogen werden. Man kann so z. B. entscheiden, ob die aktuelle physische und psychische Verfassung eines Patienten forcierte aktive Behandlung und größere Selbständigkeit ratsam erscheinen läßt und von ihm auch als Fortschritt und nicht nur als zusätzliche Quälerei gewertet werden kann. Man wird sich, in der Gruppe, auch auf eine gemeinsame Linie von relativer Nachgiebigkeit oder Strenge oder ein bestimmtes Verhalten gegenüber einem Patienten festlegen können und so verhindern, daß er einen seiner Betreuer gegen den anderen auszuspielen versucht.

Verteilung der Verantwortung
Nicht nur vom Arbeitsaufwand her, auch moralisch ist die Verantwortung, die man für den schwerverletzten und später lebenslang behinderten Patienten zu tragen hat, eine schwere Last. Die Ausweglosigkeit der Verletzung belastet zwangsläufig das Gewissen aller Beteiligten und nicht zuletzt der Pflegekräfte, sehr häufig fühlt sich eines der Teammitglieder besonders von einem bestimmten Patienten angesprochen, der sich buchstäblich an ihn kettet und ihn belastet, indem er es fertigbringt, daß sich der gesunde Betreuer hilflos und wie ein Versager fühlt.

Die Gruppe nimmt dem einzelnen einen Teil solcher Seelenlast ab, weil die therapeutische Verantwortung gemeinsam übernommen wird und auf diese Weise unausweichliche Mißerfolge, wie unbefriedigende Rehabilitationsfortschritte oder gar glatte Fehlschläge gemeinsam sehr viel besser ertragen werden können.

Selbstvertrauen und Rückhalt in der Stationsgruppe
Eng verwoben mit der Entlastungsfunktion der Gruppe ist die Stützung des Selbstvertrauens der Mitglieder, vor allem der jüngeren, unerfahrenen und nicht vollausgebildeten durch den Rückhalt der Gruppe. Die Einigkeit der Gruppe verleiht Stärke, und zwar von einer Qualität, die sich nicht als Unterdrückung gegen den wehrlosen Patienten richtet, sondern in konstruktiver Weise, daß die eigene fachliche und menschliche Kompetenz durch die Bestätigung des Teams eine Verstärkung erfährt, und daß Frustrationen durch therapeutische Mißerfolge nicht automatisch als persönliche Unfähigkeit oder pflegerisches Fehlverhalten erlebt werden müssen.

Zum Abschluß soll noch darauf hingewiesen werden, daß in den vorliegenden Ausführungen über psychologische Ausbildung, Fortbildung und Betreuung von Pflegekräften auf Sonderabteilungen für Querschnittgelähmte nicht nur fachspezifische Information vermittelt werden sollte, sondern auch ein Stück praktische Pflegepsychologie, die interessierten Schwestern oder Pflegern in ihrer Arbeit mit Schwerkranken durchaus von Nutzen sein kann.

10. Die psychische Situation des Querschnittgelähmten – mögliche psychotherapeutische Intervention im Rahmen der pflegerischen Betreuung

Von Brigitte Winter-Klemm

Die Querschnittlähmung, die in der Regel innerhalb von Sekunden eintritt und zumeist für den Betroffenen einen neuen permanenten Körperzustand mit sich bringt, stellt den Patienten vor durchaus gleichrangige physische wie psychische Bewältigungsaufgaben. Da keine Heilung möglich ist, steht in der modernen Querschnittbehandlung vom ersten Tage an die Rehabilitation im Vordergrund, wobei die Erfolgsaussichten um so besser sind, je umfassender und vollständiger die Rehabilitation in möglichst vielen Bereichen gelingt.

Langjährige Erfahrung hat gelehrt, daß ein Patient, der nach ca. sechs bis zehn Monaten die Klinik verläßt, zwar in der Regel rehabilitiert ist, d. h. sich in bezug auf persönliche Pflege, Selbsthilfe, Bewegung und vielerlei Aktivitäten des täglichen Lebens das für ihn zu diesem Zeitpunkt mögliche Maß an Fähigkeiten und Selbständigkeit erworben hat, daß dieses Bündel an Fähigkeiten aber nicht mehr als den Grundstock für die spätere Lebensbewältigung darstellt. Wenn man davon ausgeht, daß der Patient nach der Entlassung noch viel dazuzulernen hat, wird er dies nur leisten können, wenn das Fundament der klinischen Rehabilitation tragfähig genug ist. Die entscheidenden Weichen werden in den ersten Monaten gestellt und Versäumnisse sind später kaum aufzuholen. Die psychische Verfassung des Patienten ist im gesamten Behandlungsgeschehen der entscheidende Faktor. Sie bedingt erfahrungsgemäß stärker als andere Gegebenheiten, wie z. B. Höhe und Vollständigkeit der Verletzung, Lebensalter oder soziale Herkunft, Erfolg oder Mißerfolg der Rehabilitationsmaßnahmen in den verschiedenen Bereichen von Pflege, Krankengymnastik und Beschäftigungstherapie.

Es wäre für den Patienten verhängnisvoll, würde man die Psyche als etwas Gesondertes, nur in Ausnahmefällen Rehabilitationsbedürftiges sehen, sich nur und erst psychotherapeutische Stützung überlegen, wenn der Patient unangepaßt oder auffällig erscheint. Jeder Patient ist durch ein so schweres Trauma auch seelisch belastet und alle Maßnahmen der Rehabilitation dienen nicht nur der Kompensation oder Wiederherstellung von Funktionen, sondern auch der Restitution psychischen Gleichgewichtes und zur Regulation des Selbstwertgefühles.

Ohne die Bedeutung und Wichtigkeit von Krankengymnastik und Beschäftigungstherapie in irgendeiner Weise schmälern zu wollen, ist doch zu betonen, daß für die klinische Rehabilitation neben ärztlicher Betreuung und Unterweisung des Patienten, der Pflege die absolute zentrale Bedeutung zukommt.

Rehabilitative Pflege ist mit keiner anderen Pflege zu vergleichen, sie bedeutet neben der pflegerischen Versorgung des Patienten ein gutes Stück pädagogischer Arbeit, nämlich schrittweise, in Zusammenarbeit mit dem Patienten, seine größtmögliche körperlichpflegerische Unabhängigkeit und Selbständigkeit zu erreichen. Im Regelfall wird während des stationären Aufenthaltes ein Patient eine Entwicklung vom totalen pflegerischen Versorgungsfall der ersten Zeit bis zum weitgehenden pflegerischen Selbstversorger der Entlassungszeit durchlaufen.

Zwischen diesen beiden Polen liegt nicht nur ein medizinisch-technischer Ablauf, sondern auch die therapeutische Beziehung zwischen dem Patienten und seinen Pflegepersonen. Im Rahmen dieser Beziehung wird der Patient mit dem, was ihm am nächsten steht, nämlich mit seinem Körper, wieder vertraut gemacht und lernt den Umgang mit ihm in seiner veränderten Form.

Üblicherweise unterscheidet man bei der stationären Behandlung von Rückenmarkverletzten drei Hauptphasen:
1. die Akutphase direkt nach dem Unfall, gekennzeichnet durch den spinalen Schock
2. die Liegezeit zur Konsolidierung der Fraktur und die sogenannte
3. Aufstehzeit mit intensiver Trainingsarbeit bis zur Entlassungsreife

Die folgenden Betrachtungen über die psychische Situation von Querschnittgelähmten und Möglichkeiten therapeutischer Intervention innerhalb der pflegerischen Betreuung sind im Rahmen dieses Drei-Phasen-Schemas angeordnet, einmal weil ganz klar physische und psychische Bedürfnisse des Patienten und Anforderungen an die Pflegepersonen von Phase zu Phase verschieden sind, außerdem weil im Rahmen dieser Arbeit nicht das gesamte große Gebiet der psychischen Problematik von Querschnittpatienten abgehandelt werden soll, sondern eben nur der Anteil, der sich während der sechs bis zehn Monate des stationären Aufenthaltes in der Interaktion zwischen Patient und Pflegepersonen abzeichnet.

Die Akutphase

In den ersten Tagen steht für fast jeden Patienten die typische Problematik der Rückenmarkverletzung eher im Hintergrund. In der Regel weiß er nur, daß er schwerverletzt ist und auf einer Intensivstation versorgt wird – selbst wenn ihm die Diagnose Querschnittlähmung mitgeteilt wird und er verstandesmäßig einen Teil der Bedeutung der Verletzung erfaßt – gefühlsmäßig wird er zunächst mit der Wahrheit nichts anfangen können, sich dagegen, wenn auch unbewußt, bis zur Verleugnung wehren und sich zunächst auf die Position eines unspezifischen „Schwerkrankseins" zurückziehen. Psychisch unterscheidet sich der Querschnittpatient der ersten Tage kaum von anderen Intensivpatienten und er bedarf auch vergleichbarer pflegerischer und emotionaler Versorgung.

Jeder frische Querschnittpatient ist wie jeder Schwerstkranke geradezu überwältigenden Gefühlen von Schwäche, Hilflosigkeit und Reduktion auf rein körperliches Funktionieren und mühsames Überleben ausgesetzt; in der Welt körperlicher Armseligkeit und hochkomplizierter Technik, die unsere Intensivstationen charakterisiert, ist die Schwester oder der Pfleger der wichtige ruhende Pol, das einzige lebendige Wesen, das Kraft seiner Funktion so etwas wie Schutz, Beruhigung und Hilfe aus akuter körperlicher Not verspricht. Auf der Intensivstation sind Autorität und Beruhigungsfunktion von Arzt und Pflegeperson durchaus vergleichbar und wirken komplementär: Der Arzt trägt selbstverständlich die Hauptverantwortung und besitzt ein hohes Maß an Autorität; hohe Erwartungen des Patienten richten sich auf ihn, aber er wird auch, eben wegen seiner Autorität, als distanziert erlebt und seine Kontakte mit dem Patienten sind sowohl zeitmäßig als auch in bezug auf direkte körperliche Kontakte und Verrichtungen beschränkt.

Die Schwester oder der Pfleger stehen in engstem körperlichem Kontakt zum Patienten und verbringen viel Zeit mit ihm – ihnen muß er sich in dieser Phase vollständig überlassen, selbständig und selbsttätig kann er meist nichts mehr für sich tun – Körperpflege, Nahrungs- und Flüssigkeitsaufnahme, Ausscheidung – alles ist fremdbestimmt und reguliert, in schweren Fällen sogar die Atmung.

Psychisch ist für den Patienten, insbesondere den frischen Querschnittpatienten, die Beruhigung das Wichtigste. Sie sollte nicht mit Beschwichtigung oder falschen Versprechungen verwechselt werden. Beruhigung für einen Patienten in diesem Stadium bedeutet neben dem zuverlässigen und selbstsicheren Dasein seiner Pflegepersonen auch ein gewisses Maß an Information. Damit ist nicht gemeint, daß man sich in diesem Stadium dem Patienten gegenüber zur Diagnose oder gar Prognose auslassen sollte – das ist ohnehin Aufgabe des Arztes, man sollte aber für den Patienten oft unverständliche Verrichtungen erklären und ihm ruhig sagen, wozu die Infusion dient und wie viele noch nötig sein werden, um nur ein ganz einfaches Beispiel zu nennen. Es wird ihm auch helfen zu erfahren, daß wegen der Blasenlähmung gegebenenfalls kurzzeitig ein Dauerkatheter gelegt werden muß und erst später intermittierend katheterisiert werden kann. Schließlich werden Gefühle von Angst und Unbequemlichkeit, die sich zumindest im Anfang mit dem Drehen verbinden, erträglicher, wenn durch Erklärung des Pflegepersonals der Sinn dieser Maßnahmen verstanden und eingesehen werden kann.

Durch so vermittelte Information bekommt die bisher unstrukturiert ängstigende Krankheit für den Patienten etwas Faßbares und Verstehbares, er kann, ganz allmählich, beginnen, sich mit der Realität seiner veränderten Körperlichkeit auseinanderzusetzen, indem er sie zu verstehen lernt.

Die Beruhigung des Patienten durch sachliche Information und umsichtige und kompetente ärztliche und pflegerische Versorgung bildet ein wirksames Gegengewicht gegen massive Beunruhigung, die der Patient, leider fast regelhaft, von höchst besorgten und verstörten Angehörigen zu ertragen hat. Die Katastrophe der Querschnittlähmung trifft die Angehörigen fast ebenso hart und unvorbereitet wie den Patienten, ihre Situation ist zunächst von Betroffenheit, Ratlosigkeit und Hilflosigkeit gekennzeichnet. Alles was für den Patienten gilt, gilt in erhöhtem Maße für die Angehörigen, auch sie brauchen echte Beruhigung durch wohldosierte Information; es ist gut, wenn sie sich möglichst von Anfang an mit der Realität der Diagnose, sie steht leider in den meisten Fällen fest, auseinandersetzen.

Zweierlei wird durch Aufklärung und Einbeziehen der Angehörigen erreicht: Sie sind dem Patienten gegenüber frei, indem sie nicht trügerische Hoffnung und Wunderglauben vermitteln müssen oder gar das Thema der Diagnose ganz vermeiden, was dem Patienten große Angst macht und, sie sind draußen im Leben, was ja weitergehen muß, besser im Stande, psychische Kräfte in Zukunftsplanung mit dem Behinderten zu investieren, statt sich in unproduktiver Verzweiflung zu erschöpfen oder gar nach dem Modell des Vogel Strauß die Diagnose nicht zur Kenntnis zu nehmen, indem sie sich an den Glauben an die Wunderheilung klammern.

Die Liegezeit

Während der vielwöchigen Liegezeit zur Konsolidierung der Fraktur ist die therapeutische Beziehung zwischen Pflegepersonen und dem Querschnittpatienten ganz besonders eng und damit von richtungsweisender pädagogischer Bedeutung für die spätere körperliche Rehabilitation. Von den hauptsächlichen Funktionsstörungen – Mobilität, Sensibilität, Ausscheidung und Sexualität – werden während der Liegezeit nur die beiden letzten Gruppen in vollem oder fast vollem Umfang bewußt. Natürlich merkt der Patient auch jetzt schon, daß er große Partien seines Körpers nicht mehr bewegen kann – die volle Tragweite der Bewegungseinschränkung wird ihm trotzdem erst bewußt werden, wenn er nicht mehr bettlägerig ist und im Rollstuhl sitzt.

Pflegerisch steht in diesen Wochen neben der Hautpflege, also der Dekubitusprophylaxe durch sachgemäße Lagerung und regelmäßiges Drehen, die Versorgung des gelähmten Darmes und der gelähmten Blase und der Beginn des planmäßigen Blasentrainings im Vordergrund. Ob dieses Training erfolgreich sein wird, hängt in nicht unbeträchtlichem Maße davon ab, wie gut es die Pflegekräfte verstehen, den Patienten zur Mitarbeit und sorgfältiger Selbstbeobachtung zu motivieren.

Von der Wiedererlangung der bestmöglichen Kontrolle über Darm und Blase wird später die soziale Unabhängigkeit des Patienten weitgehend abhängen, trotzdem wird nicht jeder, der verstandesmäßig die Notwendigkeit des Trainings einsieht, innerlich sich positiv dazu stellen können. Die Kränkung der Krankheit sitzt sehr tief, viel Depressivität und Auflehnung wird unterdrückt oder bleibt weitgehend unbewußt. Was sichtbar wird, ist zumeist nur eine gewisse Interessenlosigkeit und Nachlässigkeit – gerade in diesem wichtigen Bereich der Rehabilitation, eine schnelle Bereitschaft sich alles machen zu lassen, statt sich selbst etwas zu bemühen.

Die Versorgungssituation der Liegezeit beinhaltet für den Patienten gleichzeitig die Chance und eine Gefahr – es hängt viel davon ab, wie gut Schwestern und Pfleger die aktuellen und späteren psychischen Auswirkungen verstehen und entsprechend damit umgehen. Auch wenn der Patient jetzt die fast vollständige Versorgung braucht und bekommt, sollte er doch nicht „verwöhnt" werden, in dem Sinne, daß er das Gefühl der Verantwortung für seinen Körper verliert (was bei der Unsensibilität leicht passieren kann) und sich innerlich auf das immerwährende Fortdauern der Verantwortungslosigkeit einstellt. Was mit dem gleichen Zeit- und Arbeitsaufwand, wie die sogenannte Verwöhnung, von seiten der Pflegekräfte geleistet werden kann, ist ein Wieder-vertraut-Machen des Patienten mit sich selbst und die Unterweisung, durch gutes pflegerisches Beispiel, achtsam und pfleglich mit sich selbst umzugehen und außerdem im Patienten einen gewissen Stolz und eine Befriedigung zu erwecken, wenn sich nach vielen geduldigen Bemühungen und gelassen ertragenen Mißerfolgen erste Möglichkeiten abzeichnen, wie später die Ausscheidungsfunktionen sich doch wieder einregulieren lassen.

Über die Sensibilitätsverluste sind die meisten Patienten bewußt nicht übermäßig beunruhigt – sofern nicht die Hände mitbetroffen sind – trotzdem sollte man die unspezifische Beunruhigung, die sich mit der Gefühllosigkeit verbindet, nicht unterschätzen. Gelegentlich versuchen Patienten durch Zwicken oder Kratzen eine Gefühlswahrnehmung hervorzurufen und sind enttäuscht, wenn die erhoffte Reaktion ausbleibt.

Natürlich sind solche Manipulationen wegen der Dekubitusgefahr dem Patienten zu untersagen, trotzdem ist es wichtig zu verstehen, daß dieses nicht aus Mutwillen oder gar mit der Absicht der Selbstbeschädigung getan wird, sondern weil das Gefühl, daß große Partien des Körpers von der Eigenwahrnehmung ausgeschlossen sind und sich wie abgetrennt fühlen, ängstigend und beunruhigend ist. Ein Vorfall von Manipulation am gelähmten Körper kann eine gute Gelegenheit zu einem Gespräch bieten, indem die Schwester oder der Pfleger den Patienten ermutigt, über seine veränderte Eigenwahrnehmung zu sprechen und indem der Patient zum Ausdruck bringen kann, ob und inwieweit er sich mit der Lähmung abgefunden hat und ob er die Rehabilitation für sich überhaupt als Bewältigungsmöglichkeit anzunehmen in der Lage ist.

Ähnlich wie die Sensibilitätseinbußen werden die Auswirkungen der Lähmung im Genitalbereich verständlicherweise als sehr ängstigend und beschämend erlebt – auch darüber wird, zumindest am Anfang meist wenig gesprochen. Man sollte jedoch davon ausgehen, daß während der langen Liegezeit fast alle Patienten, soweit sie von der Handfunktion her dazu in der Lage sind, sich selbst explorieren und auch gewohnte Reaktionen, wie Erektionen oder Ejakulationen hervorzurufen versuchen. Sie merken sehr schnell, daß alles nicht mehr so recht funktioniert, oder wenn, dann jedenfalls nicht mehr in der gleichen Weise wie früher, nämlich ohne die dazugehörige Gefühlswahrnehmung.

Charakteristischerweise wird auch diese Erkenntnis, nämlich der sexuellen Funktionsänderung, zumindest in den ersten Wochen und Monaten weitgehend verleugnet. Die Patienten trösten sich damit, daß sie jetzt noch krank sind, aber daß alles schon wieder klappen wird, wenn sie bei ihrer gewohnten Partnerin sind. In Mehrbettzimmern wird die Verleugnung der Sexualstörung sogar häufig gruppenkonform aufrechterhalten, indem alle Patienten eine besondere Vorliebe für Pornoliteratur oder vulgäre Witze und Redensarten an den Tag legen. Auch bei solchen Vorfällen ergibt sich unter Umständen die Möglichkeit einer therapeutischen Intervention, indem man, statt solche Ausdrucksweisen oder Literatur zu kritisieren, zum Ausdruck bringt, daß man verstehen kann, daß die Sexualstörung den Patienten beunruhigt und daß er vielleicht hofft, z. B. durch das Betrachten von erotischen Darstellungen, wie früher eine sexuelle Reaktion hervorrufen zu können.

Die Aufstehzeit bis zur Entlassung

Obwohl der Patient nun einen guten Schritt weitergekommen ist und er sich zumeist sehr auf das Aufstehen und erste Sitzen im Rollstuhl gefreut hat, passiert es sehr oft, daß gerade jetzt eine ernsthafte psychische Krise von ihm und mit ihm durchgestanden werden muß. Der Hauptgrund für die Krise liegt darin, daß die Realität der Behinderung meist erst jetzt bewußt wird, und zwar schlagartig mit allen Auswirkungen, so daß sich der Patient wie vor einem Berg kaum zu bewältigender Aufgaben und Problemen fühlt und sich kaum vorstellen kann, wie er jemals damit fertig werden wird. Hinzu kommt noch die körperliche Schwäche, die jetzt erst so richtig bewußt wird, und die objektiv zu diesem Zeitpunkt auch am ausgeprägtesten ist – der Patient ist vom Unfall und von langer Liegezeit geschwächt und hat noch kaum mit dem Auftrainieren zur Wiedererlangung körperlicher Kräfte beginnen können.

Der Rollstuhl, auf den der Patient sich zunächst gefreut hat, erweist sich als enttäuschend. Im Sitzen wird die Lähmung erst richtig bewußt, es ist ein scheußliches, ungewohntes und äußerst unsicheres Gefühl, hinzu kommen noch meist Schmerzen und ein Zustand allgemeiner Erschöpfung.

Schlimmer als diese ungewohnten und unangenehmen Gefühle ist die Gewißheit, daß man sich lebenslang mit diesem unentbehrlichen und unbeliebten Hilfsmittel, dem Rollstuhl, wird abfinden müssen.

Es ist gut, wenn der Patient von pflegerischer Seite möglichst sorgfältig auf das erste Aufstehen und die ersten Rollstuhlversuche vorbereitet wird, und zwar in einer Weise, daß man ihm den Rollstuhl als Fortschritt und etwas Positives und Nützliches ankündigt, ihn aber gleichzeitig darauf vorbereitet, daß die ersten Sitzversuche meist nicht angenehm und recht anstrengend sein werden, und daß die Handhabung des Rollstuhles auch erst gelernt werden muß und am Anfang recht mühsam ist.

Kaum hat sich der Patient einigermaßen an das Sitzen im Rollstuhl gewöhnt, bringen ihm weitere Fortschritte nicht nur Freude. Das Eingespanntsein in einen straffen Therapieplan von Krankengymnastik und Beschäftigungstherapie strengt nicht nur an, es vermittelt auch erste Eindrücke, daß es gar nicht so einfach ist, ein volles Programm, bei dem auch relativ strenge Zeiten eingehalten werden müssen und die aufwendige, zeitraubende und oft noch durch Unvorhergesehenes erschwerte und zeitlich noch aufwendige Pflege zu vereinbaren, zumal der Patient ja zunehmend seine Pflege selbst übernehmen soll. Es ist jedenfalls ganz verständlich, daß Patienten, wenn sie wegen eines Harnwegsinfektes oder einer Druckstelle für eine Weile wieder das Bett hüten müssen, zwar unglücklich sind über den Rückschlag, daß sie aber auch ganz froh sind, zwischendurch einfach „krank" sein zu können, für eine Weile dem Streß von Rollstuhl und Training entronnen zu sein und sich ganz gerne wieder der vollen pflegerischen Versorgung überlassen.

Schließlich stellen auch Wochenendurlaube, obwohl ihre therapeutische Wirksamkeit unbestritten ist, eine ganz erhebliche psychische Belastung dar, zumindest am Anfang. Mehr vorübergehend ist die Belastung durch die schwierigere Umwelt im Vergleich zum Krankenhaus zu sehen, daß jemand, der sich im Krankenhaus schon ganz sicher fühlt und dort gut zurecht kommt, in der nicht behindertengerechten Umgebung seines Zuhauses und angewiesen auf Menschen, die nötige Hilfestellungen nicht so selbstverständlich und geschickt ausführen wie in der Klinik, sich nun hilflos, zurückgeworfen und dementsprechend deprimiert fühlt.

Viel schwieriger zu bewältigen ist für den Patienten und seine Familie die Erkenntnis, daß nach einer so schweren Verletzung mit dauernder körperlicher Veränderung und schwerer Behinderung sich alle Beziehungen neu definieren, neu gestalten und sehr häufig auch einer Überprüfung nicht standhalten können. Auf beiden Seiten existiert in der Regel viel Unausgesprochenes und belastet, meist unspezifisch, das Familienklima: Gesunde Partner, die sich der Fortführung der Beziehung unter diesen Umständen kaum gewachsen, sich aber dazu verpflichtet fühlen und unter schrecklichen Schuldgefühlen wegen solcher Zweifel leiden, und der behinderte Partner, der unter großen Ängsten leidet, nicht mehr vollwertig zu sein, der seinem Partner nicht das Opfer der Treue abverlangen will und auch Angst vor Mitleid hat, und der andererseits auf gar keinen Fall auf seinen Partner verzichten möchte und das auch gar nicht kann. Ähnliche Ängste und Befürchtungen ergeben sich auch für andere soziale Bezüge und den Beruf.

Die Pflegepersonen, die den Patienten seit vielen Monaten recht gut kennen, bekommen die Auswirkungen seiner physischen und psychischen Überforderung in vielfältiger Weise zu spüren und es ist oft schwer, dem Patienten gerecht zu werden, ohne sich von ihm überfordern zu lassen. Gerade in der dritten Phase der Rehabilitation, der sogenannten Aufstehzeit, zeigen Patienten, die mit ihrer erdrückenden Problematik nicht zurechtkommen, Verhaltensweisen, mit denen sie ihre Betreuer erheblich belasten und denen nur durch geschickte und konsequente therapeutische Intervention zu beggenen ist. Eine Gruppe von problematischen Verhaltensweisen umfaßt vielfältige und häufig versteckte Widerstände gegen Eigenanstrengung und Selbständigkeit, Forderung nach Verantwortungslosigkeit und Versorgung und, leider sehr häufig, auch Überernährung oder Alkoholmißbrauch.

Hier ist meistens mit Vorhaltungen sehr viel weniger zu erreichen, als mit einem gelegentlichen Gespräch, in dem man dem Patienten Gelegenheit gibt, sich zu seinen spezifischen Schwierigkeiten zu äußern und ihm klar macht, daß man verstehen kann, wenn er sich mit der Verletzung nicht abfinden kann, daß er aber durch Fehlverhalten seine Lage nur verschlechtert und vor allem, daß er jetzt, sozusagen mitten in der Rehabilitation, überhaupt noch nicht abschätzen kann, welche positiven Seiten er dem Leben wahrscheinlich später abgewinnen wird.

Noch schwieriger wird es für Pflegepersonen, wenn sie das Gefühl haben, in persönliche oder familiäre Konflikte ihrer Patienten mit hineingezogen zu werden. Man möchte einerseits einen Patienten, den man seit Wochen und Monaten kennt und betreut, nicht einfach abweisen und sich auf das rein Dienstliche zurückziehen, andererseits merkt man sehr schnell, daß zu viel

Freundschaft oder gar „kleine Psychotherapie" mehr Schaden als Nutzen für beide Teile bringt.

Eine Schwester oder ein Pfleger brauchen viel persönliche Sicherheit und Erfahrung im Umgang mit Querschnittpatienten, um sich einem Menschen, der sich in solchen Nöten an sie wendet, im Rahmen der Pflege und Unterweisung zur Selbsthilfe das Gefühl von Beistand und Zuwendung zu geben und ihn, ohne Zurückweisung, wegen anderer Probleme an die zuständige Person, vorrangig den behandelnden Arzt aber auch den Sozialarbeiter oder Psychologen, zu verweisen.

Eine weitere Möglichkeit im Rahmen der pflegerischen Arbeit dem Patienten auch ein Stück Lebenshilfe zu geben, bietet sich durch den Kontakt zwischen Pflegepersonen und Angehörigen. Auch hier ergibt sich eine Fülle von Möglichkeiten, pädagogisch-therapeutisch wirksam zu werden, und zwar wiederum ohne Einmischung in Familienangelegenheiten, aber über Beratung und Einweisung von Angehörigen, die zunächst zu den Wochenenden und später für ganz die Betreuung des Querschnittgelähmten übernehmen. Über solche Kontakte lassen sich auch allerlei Fehlverhaltensweisen korrigieren, wie z. B. falsche oder zu reichhaltige Ernährung oder das Bestreben eines Patienten, Versorgungs- und Verwöhnungswünsche, die ihm in der Klinik aus guten Gründen nicht gewährt werden, bei seinen Angehörigen erfüllt zu bekommen.

Zusammenfassend soll noch einmal betont werden, daß in jeder Phase der klinischen Rehabilitation den Pflegepersonen eine Schlüsselstellung zukommt, weil sie am intensivsten und am direktesten mit der veränderten Körperlichkeit des Patienten befaßt sind. Im Idealfall sind die Pflegepersonen an einer Entwicklung beteiligt, in der in der Pflegeabhängigkeit der ersten Zeit Sicherheit und positive Zuwendung erfahren werden können und in der, mit zunehmender Pflegeunabhängigkeit und körperlicher Autonomie des Patienten bis zur Entlassungsreife, die Pflegepersonen immer weniger ausführende und immer mehr beratende und unterweisende Funktionen übernehmen können. Wenn das Ziel der weitgehenden pflegerischen Selbständigkeit erreicht werden konnte, haben die Pflegekräfte einen ganz entscheidenden, wahrscheinlich sogar den wichtigsten und schwierigsten Teil der Rehabilitation beim Rückenmarkverletzten mitgestaltet.

11. Querschnittlähmung als Familienschicksal

Von Brigitte Winter-Klemm

Die Querschnittlähmung – in der überwiegenden Zahl der Fälle ein Schicksalsschlag als Folge eines Unfalles – ist vom ersten Tage an in viel höherem Maße als Familienschicksal aufzufassen, als jede andere Unfallverletzung. Auch wenn andere Unfallverletzungen schwerer Art mit bleibenden Folgen, wie zum Beispiel Amputation, oder mit sehr langwieriger Behandlungszeit und häufigen Wiedererkrankungen, wie die Osteomyelitis, sicherlich auch bis zu einem gewissen Grade als Familienschicksal aufzufassen sind, weil sie durch lange Krankenhaus-aufenthalte, langdauernde Arbeitsunfähigkeit und die häufig sich ergebende Notwendigkeit zur Umschulung, zum Berufswechsel oder vorzeitiger Berentung in vielfältiger Weise die Familie belasten, sind sie doch in der Regel auch als Bewältigung als Einzelschicksal denkbar und möglich. Dagegen bedeutet die Querschnittlähmung für einen Alleinstehenden ohne familiären Rückhalt eine kaum zu bewältigende Katastrophe.

Ausgehend von der Kenntnis, daß eine Querschnittlähmung auch Auswirkungen auf das Schicksal einer ganzen Familie hat, ist die moderne Rehabilitation darauf eingestellt, die Familie vom ersten Tage an mit einzubeziehen, weil eben nicht nur der Verletzte selbst, sondern auch die Familie betroffen ist, und weil beide – der Verletzte und auch die äußerlich Unverletzten – gleichermaßen leiden und vielfältiger Hilfe bedürfen, um als Fernziel – nach der Entlassung – unter den veränderten Bedingungen wieder ein lebenswertes gemeinsames Leben führen zu können.

Das pflegerisch-therapeutische Ziel in Zentren, auf Abteilungen und Sonderstationen für Querschnittgelähmte ist also in besonderer Weise mit sozial-medizinischen Problemen dieser Patienten befaßt. Ein Umstand, der einerseits die ohnehin schon schwierige und komplexe klinisch-therapeutische Arbeit noch weiter kompliziert, andererseits jedoch für das Team auch eine interessante und über das eigentliche Arbeitsgebiet hinausgehende Aufgabenstellung bedeutet. Damit das pflegerisch-therapeutische Team – bestehend aus Ärzten, Pflegekräften, Krankengymnasten, Ergotherapeuten und Sozialarbeitern beziehungsweise Berufshelfern – die Familiensituation als wichtigen sozial-medizinischen Faktor in den Rehabilitationsplan mit einbeziehen kann, muß die Familiensituation des Verletzten so gut wie möglich geklärt und im Verlauf der klinischen Rehabilitation auch immer wieder analysiert und überprüft werden.

Auch wenn die entscheidende und tragende Rolle der Familie bei der Rehabilitation und Reintegration von Querschnittgelähmten unbestritten ist, so kann man in der klinischen Realität nur in wenigen günstigen Fällen damit rechnen, daß die Familie für diese Aufgabe in vollem Umfange zur Verfügung stehen kann oder will, und daß der Verletzte seiner Familie oder sich selbst diese Aufgabe zutrauen oder zumuten möchte. In vielen Fällen sind Familie und/oder Patient in bezug auf ein späteres Zusammenleben zögernd, schwankend oder auch strikt ablehnend, oder die Realität von Familie oder/und Patient schließen Möglichkeiten eines Zusammenlebens von vornherein aus, beziehungsweise es existiert überhaupt keine Familie – jedenfalls nicht in erreichbarer Nähe oder als Ansprechpartner.

Wenn von Anfang an klar ist, daß entweder eine kooperationsfähige und kooperationsbereite Familie existiert, oder daß eben leider mit keiner oder nur sehr geringer familiärer

Kooperation zu rechnen ist, wird für das Team insofern die Aufgabe erleichtert, daß nun von eindeutigen Voraussetzungen – seien sie nun positiv oder negativ – ausgegangen werden kann. Im Rahmen der Überlegungen zum Familienschicksal kann naturgemäß das Einzelschicksal des Familienlosen oder nicht in eine Familie zu integrierenden Querschnittgelähmten nur am Rande erörtert werden.

Im Einzelfall wird man immer versuchen, bei ausreichend günstigen körperlichen und sozialen Voraussetzungen eines Verletzten ihm doch so viel Selbständigkeit zu vermitteln, daß ein Leben als Alleinstehender möglich wird. Wichtige Voraussetzungen dafür sind persönliche Selbständigkeit, ausreichende finanzielle Ausstattung durch Rente oder Beruf, behindertengerechte Wohnung, Erwerb des Führerscheines und Ausstattung mit einem angepaßten Kraftfahrzeug.

Manchmal sind auch familienähnliche Arrangements möglich, daß ein Verletzter zum Beispiel mit Freunden zusammenzieht oder in eine Wohngemeinschaft aufgenommen wird, oder daß durch die Vermittlung von Hilfs- und Pflegepersonen doch noch ein unabhängiges Wohnen und Leben gewährleistet werden kann. Durch die Ausschöpfung möglichst vieler Möglichkeiten von Selbständigkeit und, bei Bedarf, Hinzunahme von Hilfspersonen, wie Zivildienstleistende, Gemeindeschwestern und anderen ausgebildeten oder angelernten Hilfs- und Pflegepersonen, ist heutzutage erfreulicherweise der Anteil alleinstehender Querschnittgelähmter – auch Tetraplegiker – denen das Schicksal der Heimunterbringung erspart werden kann, ständig im Wachsen begriffen.

In den vielen Fällen, in denen von der Realität her ein Familienschicksal gegeben ist, sollten der Systematik und veränderten Gegebenheiten halber zwei Hauptgruppen unterschieden werden:

1. Der querschnittgelähmte Mann oder die querschnittgelähmte Frau als Ehe- oder Lebenspartner.
2. Der querschnittgelähmte Mann oder die querschnittgelähmte Frau (meist in jugendlichem Alter) in der Beziehung zu Eltern und Geschwistern, also in der „Kinderrolle".

(Eine dritte Gruppe von älteren, alleinstehenden, auch verwitweten Patienten, die als behinderte Eltern oder Großeltern in Familien zu integrieren sind, soll nicht näher beschrieben werden, da sich die Einzelschicksale jeglicher Systematik entziehen).

Zu 1:
Wird ein Ehepaar vom Schicksal der Querschnittlähmung betroffen, stellt sich zunächst die Frage, ob die Partnerschaft gefestigt genug ist, die vielfältigen Belastungen auszuhalten, und ob ein sinnvolles Weiterleben der Partner als Paar von beiden gewünscht und für möglich gehalten wird. Naturgemäß werden sehr junge Paare ohne gemeinsame Kinder unter erheblichen Entscheidungsdruck gesetzt. Ihnen muß erfahrungsgemäß häufig insofern Entscheidungshilfe gewährt werden, als in Gesprächen herauszufinden ist, ob wirklich von beiden eine Fortsetzung der Partnerschaft unter den drastisch veränderten Bedingungen gewünscht oder auch für durchführbar gehalten wird, oder ob sich der unverletzte Partner aus Schuldgefühlen und falschverstandener Loyalität zur Fortsetzung der Partnerschaft verpflichtet fühlt und entsprechend auch vom verletzten Partner unter Druck gesetzt wird. Manchmal ist es für den Verletzten und den Partner besser, wenn eine Trennung zustandekommt, denn bei aller Schmerzlichkeit und Kränkung ist eine rechtzeitige und ehrliche Trennung günstiger als eine späte Trennung oder ein überaus konflikthaftes Zusammenleben, das beiden weit größere Probleme schaffen würde.

Ältere Paare mit gemeinsamen Kindern und der vorausgegangenen Erfahrung einer längeren Partnerschaft, die auch schon Konflikte überstanden hat und in der Bewältigung von Konflikten reifen konnte, haben aus leicht einsichtigen Gründen die günstigste Prognose für eine Fortsetzung der Partnerschaft auch unter sonst ungünstigen Umständen, wie beim Vorliegen einer Tetraplegie mit sehr weitreichender Pflegeabhängigkeit.

Insgesamt ist festzuhalten, daß in bezug auf Rehabilitation und Reintegration querschnittgelähmte Ehepartner die relativ günstigste Prognose haben und daß ihre sozial-medizinischen und psychologischen Probleme am ehesten zu lösen sind. Ohne die gewaltigen Schwierigkeiten schmälern zu wollen, bleibt doch festzuhalten, daß die Scheidungsrate bei ihnen in etwa dem Durchschnitt der Bevölkerung entspricht.

Nicht vergessen werden sollte auch, daß das Vorliegen einer Querschnittlähmung keinesfalls ein absolutes Hindernis für erste oder erneute Partnerschaften und Ehen bedeutet. So wie die Scheidungsrate in etwa dem Durchschnitt der Bevölkerung entspricht, bleiben aller Erfahrung nach nicht mehr Querschnittgelähmte – auch Tetraplegiker – ungewollt allein als Unverletzte. Wird eine Partnerschaft nach Eintritt der Verletzung eingegangen, ist dies in der Regel als prognostisch besonders günstig anzusehen: Beide Partner sind sich über ihre Voraussetzungen und Gegebenheiten im klaren, Enttäuschungen und unliebsame Überraschungen sind nur in geringem Maße zu erwarten, vor allem ist in solchen Fällen nicht die Einstellung und Umstellung auf eine völlig veränderte Körperlichkeit des behinderten Partners zu bewältigen.

Zu 2:

Die größten sozial-medizinischen und psychologischen Probleme ergeben sich immer wieder, wenn ein alleinstehender junger oder jugendlicher Mensch vom Schicksal der Querschnittlähmung getroffen wird. Gleichgültig, ob der Betreffende zum Zeitpunkt der Verletzung noch mit den Eltern zusammenlebte, oder ob er schon alleine wohnte, fast immer bietet sich bei jungen Querschnittgelähmten zumindestens primär die Rückkehr in das Elternhaus, die Herkunftsfamilie, als einzige Lebensmöglichkeit nach der Entlassung aus der Klinik an. Die Rückkehr in die Herkunftsfamilie, die ja keinesfalls freiwillig, sondern unter dem Zwang der Behinderung geschieht, wird in der Regel von beiden Seiten als äußerst problematisch erlebt. Die an sich nötige und altersgemäße Ablösung vom Elternhaus wird durch die Behinderung unmöglich gemacht oder zumindest auf einen fernen Zeitpunkt verschoben. Es wird nicht nur die Ablösung behindert, viel schlimmer ist, daß das erzwungene Zusammenleben in großer körperlicher Abhängigkeit – oft sogar Pflegeabhängigkeit – stattfinden muß.

Für beide Teile, also für Eltern und erwachsene Kinder, stellt sich das gewaltige psychologische und praktische Problem, daß der Verletzte körperlich nicht mehr altersgemäß selbständig und unabhängig ist, sondern daß er nun in seinen körperlichen Gegebenheiten viel mehr einem Kleinkind gleicht, jedoch mit der besonderen Problematik von erwachsener Persönlichkeit, erwachsenem Aussehen, erwachsener Körpergröße und erwachsenem Körpergewicht mit der traurigen Gewißheit, daß im Gegensatz zum Kleinkind dieses „Kind" nicht mehr wachsen und selbständig werden kann.

Nur am Rande sei darauf hingewiesen, daß die ohnehin schwer erträgliche Abhängigkeit des Querschnittgelähmten in der erzwungenen Abhängigkeit einer erneuten und dieses Mal permanenten Eltern-Kind-Beziehung auf beiden Seiten zu Spannungen und Aggressionen führen muß. Weder hatten sich die Eltern ein ewiges Kind noch das Kind eine ewige Kinderrolle gewünscht. Es gibt wichtige entwicklungspsychologische Gründe, daß enge Körperkontakte der Pflege auf ein frühes Lebensalter beschränkt bleiben und später tabuisiert werden. Durch die Körperbehinderung wird die natürliche und notwendige Schamschranke zwischen Familienangehörigen zweier Generationen wieder aufgehoben und das führt auf beiden Seiten zu Ängsten und Konflikten.

Sehr oft werden unbewußt gerade die Schamgefühle und auch Enttäuschungen und Aggressionen unterdrückt oder sogar in das Gegenteil verkehrt. Häufig begegnet man in der klinischen Praxis bei Kontrolluntersuchungen und Wiedervorstellungen scheinbar zufriedenen Eltern, vor allem Müttern, die ihre erwachsenen Söhne und Töchter mit großer Sorgfalt pflegen und versorgen, sie aber auch in unglaublicher Unselbständigkeit halten. Scheinbar haben sich auch die Söhne und Töchter sehr gut an das Schicksal gewöhnt und oberflächlich wirken sie auch ganz zufrieden bei all der Verwöhnung und Versorgung. Die Problematik solcher Abhängigkeitsbeziehungen offenbart sich meist erst bei genauerem Hinsehen in großer Anspruchlichkeit und kaum verhohlener Aggressivität des jungen Querschnittgelähmten gegenüber der treusorgenden Mutter, in Passivität oder Aggressivität ganz allgemein, in Übergewicht oder körperlich-psychosomatischen Symptomen, wie häufig wiederkehrenden Druckgeschwüren oder Harnwegsinfekten.

Nicht nur ist die permanente Eltern-Kind-Situation für beide Teile belastend und letztendlich schädlich, für den jungen Menschen bedeutet sie auch eine ganz erhebliche Behinderung in bezug auf mögliche Partnerfindung und Partnerwahl. Zunächst einmal erschweren die Behinderung selbst und die Abhängigkeit von den Eltern die nötigen Kontakte und schränken altersgemäße Aktivitäten und Gruppenzugehörigkeiten ganz erheblich ein. Außerdem dauert es oft nicht lange, bis eben durch die Abhängigkeitssituation der Behinderung und des Elternhauses der Jugendliche selbst jeglichen Mut und jegliche Initiative zu Sozialkontakten verliert oder aufgibt.

Wenn nach reiflicher Überlegung und nach Ausräumung berechtigter Zweifel der Weg eines Patienten zurück in die Familie als gangbar und wünschenswert erscheint, sollte die Familie konsequent in die Rehabilitation mit einbezogen werden. Diese Einbeziehung bedeutet übrigens nicht, daß während der klinischen Rehabilitation der Patient so sehr von seiner Familie umgeben ist, daß er sich nicht in die Gruppe der Mitpatienten einfügen kann, denn in dieser Gruppe soll er ein Programm zur Wiedererlangung größtmöglicher Selbständigkeit absolvieren.

In der ersten Phase, kurz nach der Verletzung, ist auch die Familie über Ausmaß der Schädigung und absehbare Folgen aufzuklären. Der Patient und seine Familie müssen sich schrittweise mit der neuen Realität auseinandersetzen, eine Realität, die oft schwer zu begreifen und zu bewältigen ist und durch Verleugnung und Phantasien von Wunderheilungen nur kurzzeitig und scheinbar erträglicher wird. Durch Begreifen von Diagnose und Prognose kann die Familie mithelfen, den Verletzten an seine neue Realität heranzuführen und sie kann auch beginnen, die Erkenntnis in Aktivität und Zukunftsplanung umzusetzen, was in gewisser Weise entlastender ist als hilfloses Warten auf eine Besserung, die nicht eintreten kann.

In der zweiten Phase der Rehabilitation bedeuten die Wochenendbesuche des Patienten zu Hause sehr viel mehr, als eine willkommene Abwechslung vom Klinikalltag. Sie dienen in erster Linie der Festigung des familiären Zusammenhaltes und sie bieten Gelegenheit, das Zusammenleben nach der Entlassung schon einmal zu proben und vor allem Hindernisse und Schwierigkeiten aufzufinden, die unter Umständen zu beseitigen sind, um ein möglichst gutes Zusammenleben auf Dauer zu gewährleisten. Letztendlich bieten die Wochenendurlaube auch Gelegenheit, eine sehr realistische Überprüfung der Bereitschaft zum weiteren Zusammenleben: Ob nämlich sich die Angehörigen durch Pflege und Hilfestellungen nicht doch auf Dauer überfordert fühlen und ob der Verletzte selbst auf Dauer diese Hilfeleistungen von seiner Familie zu fordern oder anzunehmen bereit ist.

Für die Überlegungen der Querschnittlähmung als Familienschicksal bedurfte es einer gewissen Schematisierung, um die vielseitige Problematik zu erfassen und darzustellen. Im klinischen Alltag stellt sich dem Team eigentlich mit jedem neuen Patienten ein Mosaik von einzigartigen Schicksalsfaktoren, für das nach Möglichkeiten eine Lösung und Bewältigung zu suchen ist. Gute Fach- und Sachkenntnis, eine gute Portion Phantasie und angewandte Psychologie im Team sind nötig, um dem Patienten unter den anerkannt schwierigen Bedingungen einer nicht zu heilenden Verletzung doch zu einem lebenswerten Weiterleben zu verhelfen. Die Familie ist der nicht immer verfügbare, aber letztlich unersätzliche Partner für Rehabilitation und Reintegration des Querschnittgelähmten.

12. Funktionelle Ergotherapie – soziale und berufliche Re-Integration

Von Dieter Stock und Christine Krumpeter

Funktionelle Ergotherapie

Unter allen medizinischen Rehabilitationsmaßnahmen nimmt die Ergotherapie eine zentrale Stellung ein, dies insbesondere beim Tetraplegiker. Mitten aus körperlicher Unabhängigkeit und Selbständigkeit heraus erleidet der Frischverletzte einen Abstieg zu einer beinahe völligen Abhängigkeit und Hilflosigkeit. Der sich seiner Behinderung klar bewußt werdende Mensch fordert zunächst nahezu alles von der Umwelt – die Vorstellungen über die weitere Zukunft sind kaum mehr als vage. Bei einer derart schweren körperlichen sowie psychischen Umstellungs- und Streßsituation ist dies nicht anders denkbar. Nach zunächst mehr passiv ausgerichteten Behandlungsmaßnahmen gilt es, den Patienten Schritt für Schritt an das Akzeptieren des veränderten, teilweise gelähmten Körpers heranzuführen. Erst dann wird der Behinderte bereit sein, gemeinsam mit der Therapeutin unter Einsatz von Energie und Aktivität all das zu erarbeiten, was er benötigt, um selbständig viele Verrichtungen und Tätigkeiten des täglichen Lebens zu beherrschen und dadurch Leistungs- und Erfolgserlebnisse zu haben. Die Voraussetzung hierfür schafft das funktionelle Training unter Einsatz individuell anzupassender Hilfsmittel.

a) Zeit der Flachlagerung bis zur Stabilisierung der Wirbelsäulenverletzung
Die erste Begegnung zwischen dem Verletzten und der Therapeutin sollte zu einem frühestmöglichen Zeitpunkt erfolgen. Der Paraplegiker wird mit einer Prismenbrille versorgt, diese erweitert in flacher Rückenlage das Gesichtsfeld, erleichtert Essen, Lesen, Fernsehen und leichtere handwerkliche Betätigung wie Flechten, die mehr als ablenkende Beschäftigung zum Abwenden drohender Langeweile sinnvoll und geeignet ist und weniger einen wesentlichen Beitrag zur Kräftigung des Schultergürtels und der oberen Gliedmaßen liefern kann.

Der Tetraplegiker wird ebenfalls mit Prismenbrille versorgt, daneben mit einem größeren Spiegel, der mit von Extensionslagerungen her bekannten Lochstabgeräten am Drehbett angebracht wird (Abb. 1). Es kommt nämlich bei einer Verletzung der Halswirbelsäule mit Instabilität zu einer zusätzlichen Einschränkung des Gesichtsfeldes in Bauch- und Rückenlage dadurch, daß am Schädel eine CRUTCHFIELD-Klammer angebracht wird zur konstanten Dauerzuglagerung, und zwar so lange, bis eine genügende Stabilität der Halswirbelsäule erzielt ist.

Da einer der Schwerpunkte in der Rehabilitation des tetraplegischen Patienten die Wiederherstellung einer Greifform, der sogenannten Funktionshand, ist, fertigt die Therapeutin Beugehandschuhe an, die dem Patienten stundenweise angelegt werden. Zur Nutzung und Verbesserung einer erhaltenen aktiven Streckung im Handgelenk bei Verletzungen unterhalb C 6/7 unterstützt die Ergotherapeutin das Training der Krankengymnastin dadurch, daß sie den Patienten Widerstandübungen mit Therapiekitt durchführen läßt (Abb. 2).

Erste Koordinations- und Greifübungen werden durch speziell angefertigte Magnetspiele ermöglicht. Unmittelbar in Mundnähe werden dem tetraplegischen Patienten über eine biegbare Stativhalterung einmal ein Sensor für den Schwesternruf angebracht, zum anderen ein Schlauchsystem, mit dem das Trinken aus einer am Drehbett angebrachten Flasche ohne fremde Hilfe ermöglicht ist (Abb. 3).

So bald wie möglich beginnt der Patient in Rückenlage das Eßtraining unter Anleitung der Ergotherapeutin, der Schwestern und Pfleger; erforderlich hierzu sind neben der Prismenbrille eine Besteckhalterung, evtl. eine Handgelenksmanschette und ein Tellerrand.

Zu einem Zeitpunkt, an dem der Patient wieder Interesse an Initiative und auch Eigenverantwortung zeigt, sollte auf Wunsch ein elektrisches Blattumwendegerät zum Lesen in

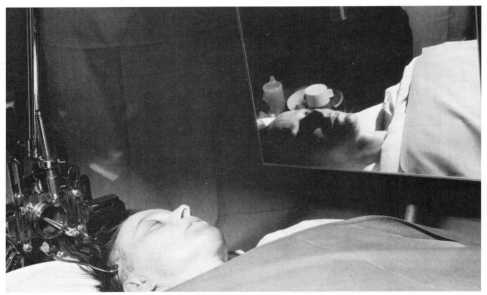

Abb. 1: Der am Bett angebrachte Spiegel erweitert das Blickfeld des Patienten

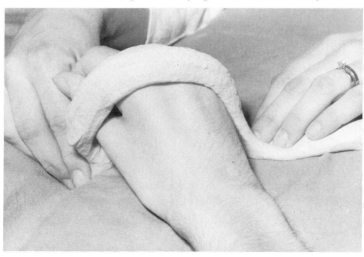

Abb. 2: Kräftigung der aktiven Handstreckung, wobei der Therapiekitt verformbaren Widerstand leistet

Rückenlage zur Verfügung gestellt werden, nicht zuletzt, um die ohnehin bestehende Abhängigkeitssituation zu verbessern (Abb. 4).

b) Zeit der Aufrichtung nach Konsolidierung der Wirbelsäulenverletzung
Die Mobilisierung des Patienten kann beginnen; stufenweise wird er im Bett bis zu einer 90 Grad Position aufgerichtet. Bei Vorliegen einer Halswirbelsäulenverletzung erfolgt dies anfangs noch mit einer abstützenden Halskrawatte, z. B. nach CAMP. Nach genügender Kreislaufstabilisierung erfolgen nach Anlegen von Stützstrümpfen Sitz- und Balanceübungen am Bettrand und der Patient kann kurze Zeit später zum ersten Mal im Rollstuhl sitzen. Hierbei sollte eine enge Zusammenarbeit zwischen der Ergotherapeutin und der Krankengymnastin gewährleistet sein.

Im Rollstuhl ist es dem Patienten nun möglich, die weitgehende Isolation im Krankenzimmer erstmals zeitweise zu unterbrechen. In den Räumen der Ergotherapie können bald Kontakte zu Mitpatienten aufgenommen werden. Neben intensiven Koordinationsübungen (Abb. 5) sind nun auch die Voraussetzungen für Greifübungen verbessert. Zum Lesen erhält der Patient nun einen Leseständer mit Hand- oder Mundblattumwender (Abb. 6).

Das Eßtraining ist nun erleichtert und kann intensiviert werden (Abb. 7).

c) Zeit der Nutzung aller Behandlungsmöglichkeiten
Das Rollstuhlfahrtraining wird intensiviert. Während der Paraplegiker hierbei zumeist keine großen Schwierigkeiten hat, müssen beim Tetraplegiker wiederum in enger Zusammenarbeit der Ergotherapeutin und der Krankengymnastin die Art der Fahrtechnik festgelegt und sofern

Abb. 3: Durch Ansaugen ist dem Patienten ohne fremde Hilfe sowohl das Trinken als auch der Schwesternruf ermöglicht

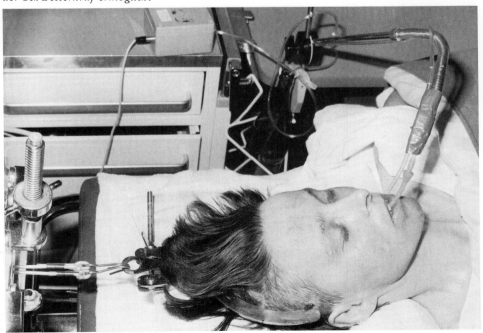

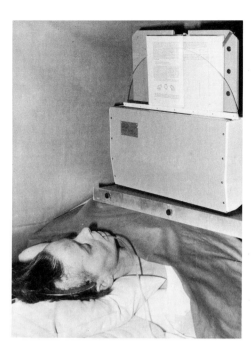

Abb. 4: Über einen empfindlichen Impulsgeber kann der Patient mit dem Mund umblättern

Abb. 5: Bei fehlender Greiffunktion infolge ausgefallener Fingermotorik werden die Magnethölzchen mit einer an der Mittelhand angebrachten Hilfe bewegt

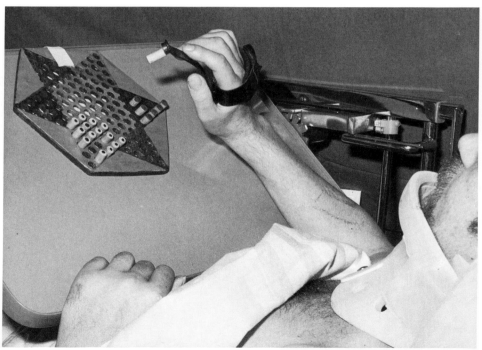

erforderlich Hilfsmittel, wie Rollstuhlhandschuhe, Noppen oder Überzüge an den Greifreifen, Bremshebelverlängerungen oder Sicherheitsgurt, angepaßt werden. Koordinations- und Greifübungen sowie Maßnahmen zur Gleichgewichtsschulung und -verbesserung werden weiter intensiviert. Sofern erforderlich wird hierzu das Eigengewicht der Arme durch einen Hilfsarm teilweise aufgehoben (Abb. 8).

Für Schreibübungen per Hand werden von der Therapeutin Schreibstifthalterungen, zum Schreiben an der Maschine Tipphämmerchen angefertigt. Nachdem diverse, auf die verbliebenen Funktionen ausgerichtete Hilfsmittel zur Verfügung stehen, lernt der Tetraplegiker mit viel Geduld – und inzwischen bereit zur Übernahme von Eigenverantwortung – die einfachen täglichen Verrichtungen, wie Waschen, Rasieren, Zähneputzen, Kämmen. Ist es dann unter der ebenfalls intensivierten Krankengymnastik zu einer ausreichenden Sitz- und Balancesicherheit gekommen und ist die Schulter-Arm-Muskulatur gekräftigt, wird mit eigentätigem Drehen und Lagern im Bett sowie mit An- und Auskleiden zunächst des Oberkörpers, dann des Unterkörpers begonnen. An Hilfsmitteln werden hierzu Greifhaken, Strumpfanzieher, Schlaufen an den Hosen, Reißverschlußringe benötigt. Die Schuhe werden mit einer Einhänderschnürung versehen.

Zu Beginn des Selbsthilfetrainings benötigt der Tetraplegiker z. B. zum Anziehen der Strümpfe unter enormem körperlichen Kraftaufwand etwa 30 Minuten. Unter täglichem Training verkürzt sich diese erforderliche Zeit ständig und die Hilfsmittel können reduziert werden.

Sofern keine medizinischen Gründe, wie orthostatische Kreislaufregulationsstörungen, erhöhte Körpertemperatur oder beginnende Druckschädigung der Weichteile dagegensprechen, kann der Behinderte an den Wochenenden beurlaubt werden. Diese Entlassung „auf

Abb. 6: Das eigentätige Umblättern wird erleichtert durch die Benutzung eines Leseständers

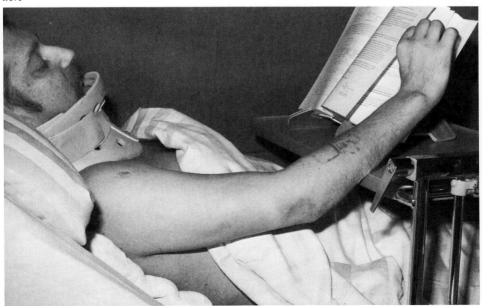

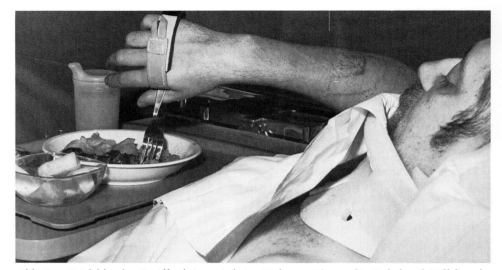

Abb. 7: Bei fehlender Greiffunktion wird eine Haltevorrichtung für Gabel und Löffel an der Mittelhand angelegt

Zeit" in die Familie ist wünschenswert, da dem Patienten erstmals ein hohes Maß an Eigenverantwortung aufgetragen und damit seine Eigeninitiative vermehrt geweckt wird, was wiederum förderlich ist für das Herbeiführen selbständiger Entscheidungen. Neben möglicher Kontakte zur Außenwelt wird andererseits auch die Familie unausweichlich mit den zu erwartenden Problemen und Schwierigkeiten der auf sie zukommenden Situation konfrontiert.

Da zu einem möglichst frühen Zeitpunkt die Klärung der späteren rollstuhl- und behindertengerechten Wohnung zu erfolgen hat, ermöglicht die Wochenendbeurlaubung auch hierbei dem Patienten, erste Umbau- und Änderungsvorschläge zu machen. In einem Informationsblatt für das Rehabilitationsteam werden vom Patienten und seiner Familie Angaben erbeten über die derzeitigen Gegebenheiten im häuslichen Bereich. Dies stellt dann die Grundlage dar für eine meist erforderliche Wohnungsadaptation, wie Zugang in die Wohnung einschließlich Bad und Toilette mit dem Rollstuhl, schwellenfreie Türen, Einbau von Aufzughilfe usw.

Nach Abschluß des Selbsthilfetrainings ist der Patient angehalten, all das Erlernte auch in die Tat umzusetzen. Hierzu gilt es, Schwestern und Pfleger durch wiederholte Information im Rahmen der Teambesprechungen und durch schriftlichen, über dem Bett des Patienten angebrachten Selbständigkeitsnachweis auf aktuellem Stand zu halten (Tab. 1). Denn oftmals ist der Patient geneigt, bei vielen sich bietenden Gelegenheiten Hilfe, die er eigentlich nicht mehr braucht, in Anspruch zu nehmen. Gerade das tägliche Wiederholen z. B. des An- und Auskleidens läßt diese Verrichtungen schließlich schneller, geschickter und selbstverständlicher gelingen.

Sind Sitzsicherheit und Schulter-Arm-Muskulatur genügend auftrainiert, übt die Therapeutin mit dem Patienten das Überwechseln vom Rollstuhl auf das Bett, auf einen Stuhl, einen Sessel, das Einsteigen in die Badewanne, das Benutzen der Toilette, das Einsteigen in das Auto. Kann der Abstand und Höhenunterschied zwischen Rollstuhl und Bett oder Autositz nicht mit eigener Kraft überbrückt werden, erfolgt dies mit einem „Rutschbrett". Mit der querschnittgelähmten Hausfrau werden in der rollstuhlgerechten Küche in der Klinik Mahlzeiten zubereitet, es werden Haushaltsarbeiten vom Rollstuhl aus geübt und Anpassungen sowie Gerätehilfen beschafft. Mit Fahrten der Ergotherapeutin und des Patienten in ein nahegelegenes Einkaufszentrum wird das Selbsthilfetraining abgeschlossen.

Schließlich werden in Zusammenarbeit zwischen dem Patienten und dem gesamten Team die erforderlichen Hilfsmittel wie geeignete und richtige Faltfahrstühle mit Zubehör, ggf. ein Elektro-Rollstuhl, Spezialbett, Lagerungsschaumstoffteile, Urinale, Stehhilfen sowie Geräte für das körperliche Training ausgewählt und verordnet.

Der Zeitpunkt der Entlassung aus stationärer Behandlung orientiert sich am Stand der medizinischen Rehabilitation, aber auch an Fragen der Wohn- und Pflegemöglichkeiten sowie beruflicher Gesichtspunkte. Kurzzeitig vor der Entlassung wird einem nahen Familienangehörigen für drei bis vier Tage eine Wohnmöglichkeit mit Verpflegung in der Klinik angeboten, um sich ganztägig über die erarbeitete Selbständigkeit des Patienten zu informieren und im häuslichen Bereich zu nutzen.

Tab. 1: Beispiel eines Nachweises der wichtigsten zu erarbeitenden Verrichtungen des täglichen Lebens

SELBSTÄNDIGKEIT des Patienten Name: Schulze, Peter Läsion: C 6/7	unmöglich ohne Hilfe	mit geringer Hilfe	allein	Hilfsmittel oder Anordnung
ESSEN				
mit der Hand (Obst, Brot)			×	
mit Gabel pieksen			×	Eßklammer
mit Löffel			×	Eßklammer
Suppe aus Teller			×	Eßklammer
Messer und Gabel	×			
TRINKEN aus Flasche – Glas – Tasse			×	
KÖRPERPFLEGE				
Waschen: Hände – Gesicht – Oberkörper			×	Waschhandschuh
Waschen: Unterkörper		×		Waschhandschuh
Zähneputzen			×	Klammer
Kämmen			×	
Rasieren – Schminken			×	Rasierhalterung
Duschen – Baden		×		
AN-, AUSZIEHEN				
Oberkörper			×	
Unterkörper			×	
Strümpfe – Schuhe			×	Einhänderschnürung
Gummistrümpfe		×		
Schienenhülsenapparat-Stiefel				
Urinal / Spezialhose anlegen			×	
UMSTEIGEN				
Bett – Rollstuhl			×	
Rollstuhl – Bett			×	
Toilette			×	
Badewanne / Dusche		×		
andere Stitzgelegenheiten		×		
Auto		×		Rutschbrett

Schulung des querschnittgelähmten Patienten

Der Querschnittgelähmte ist lebenslang mit seiner schweren Behinderung konfrontiert. Er ist gezwungen, eigentlich in allen Lebensbereichen Schwierigkeiten zu bewältigen. Der Querschnittgelähmte selbst muß ein Experte in eigener Sache werden, um beispielsweise drohende, schwerwiegende Komplikationen wie Druckgeschwüre oder Harnwegerkrankungen, früh zu erkennen. Voraussetzung hierfür ist, daß der Patient offen und umfassend über viele Probleme und deren Lösungsmöglichkeiten informiert wird (Tab. 2). Beginnend mit dem Zeitpunkt, an dem der Patient im Rollstuhl sitzt, erfolgt während der gesamten stationären Behandlung einmal in der Woche eine Patientenschulung und -information, wobei in erster Linie dem Arzt, aber auch anderen Mitarbeitern des Teams, die Rolle des Lehrenden, dem Patient die des Lernenden zukommt.

Soziale und berufliche Wiedereingliederung

Die Rückkehr des Behinderten in die familiären Bindungen, die vor Lähmungseintritt bestanden, ist natürlich und selbstverständlich. Hierbei wird die Familie, ob sie will oder nicht, mit großen Problemen und Schwierigkeiten konfrontiert. Allein mit ausführlicher Aufklärung und Information kann hier geholfen werden, niemals sollte der Verdacht einer Geringschätzung der durch die Familie zu erbringenden Leistung aufkommen.

Aus unterschiedlichen Gründen, wie ungeeignete Wohnmöglichkeiten, Krankheit oder Alter der Eltern, Notwendigkeit der Erwerbstätigkeit naher Familienangehöriger, kann eine Rückkehr des Behinderten in Frage gestellt oder unmöglich sein. Hier gilt es insbesondere für tetraplegische Patienten, eine, die notwendige Pflege bereitstellende Einrichtung zu finden, in der Behinderte und Nichtbehinderte oder aber Behinderte miteinander eine Gemeinschaft bilden, wobei letzteres immer die Gefahr einer Getto-Situation in sich birgt. Die schlechteste Lösung stellt nach wie vor die Unterbringung gerade junger Menschen in Altenpflegeheimen

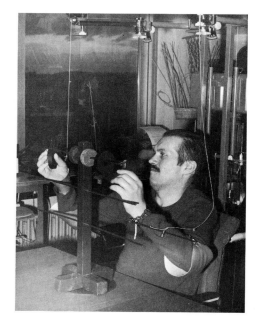

Abb. 8: Greif-Ziel-Übungen dienen der Verbesserung der Koordination, die Arme werden hierbei mit einem Hilfsarm unterstützt

dar, leider ist dies bis heute nicht völlig ausgeschlossen. Die Suche nach geeignetem, behindertengerechtem Wohnraum braucht oft den ganzen Einsatz der an der Klinik tätigen Berufshelfer und Sozialarbeiter in Zusammenarbeit mit Kostenträger und lokalen Fürsorgeeinrichtungen.

Da der Querschnittgelähmte mit seinem Rollstuhl nur einen sehr kleinen Aktionsradius hat und damit sein Lebenskreis sehr eingeengt ist, sollte er, um von anderen Menschen unabhängig zu sein und auf diese Weise auch unverminderte Berufschancen zu haben, aktiv am Straßenverkehr teilnehmen. Da der Behinderte sich häufig durch Pflichtbewußtsein und Zuverlässigkeit auszeichnet, steht der Fahrerlaubnis unter besonderen, vom jeweiligen technischen Überwachungsamt zu bestimmenden Auflagen, wie technische Hilfsmittel am Fahrzeug, Geschwindigkeitsbegrenzungen und andere, nichts im Wege.

Eine Fülle weiterer sozialfürsorglicher Aufgaben sind gegeben, wie das Bearbeiten von Versicherungsanträgen, das Ausschöpfen möglicher finanzieller Beihilfen, das Beraten ausländischer Patienten und ggf. das Vorbereiten ihrer späteren Rückführung in die Heimat.

Nicht eindringlich genug kann dem Behinderten die Teilnahme am Behindertensport nahegelegt werden, wobei leider zu lange Anfahrtswege dies oft erschweren. Zumeist beteiligen sich die Kostenträger finanziell an Fahrten zum Training und zu Übungsleiterstunden und bei entsprechendem Leistungsnachweis an Fahrten zu nationalen und internationalen Sportfesten für Rollstuhlfahrer.

Große Schwierigkeiten bereitet dem Behinderten noch seine Freizeitgestaltung, denkt man bloß an Besuche von Theater, Kino und Konzerten, erreichbar oft ausschließlich über Treppen. Weitere Schwierigkeiten für den Rollstuhlfahrer gibt es nach wie vor bei baulichen Gegebenheiten in den Innenstädten mit vermehrtem Angebot an Rolltreppen, nicht abge-

Tab. 2: Eine ausführliche Information erleichtert dem Patienten die Einsicht in viele Probleme der Behinderung und dient letztendlich der Erhaltung des erzielten Rehabilitationsstandes

1. Was ist Querschnittlähmung?
2. Körperhygiene, Hautpflege, Dekubitusvorbeugung
3. Harnblasen-, Mastdarmlähmung
   a) Katheter – Urinal – Blasentraining
   b) Abführen (Abführmittel, Zäpfchen, Pflege, Bett, Toilettenstuhl, Toilette)
4. Sexualfunktionen – Ehe und Familienleben des Querschnittgelähmten
5. Körperliches Fitneßtraining – Steh- und Gehübungen, Rollstuhltraining
6. Sport, vor allem nach Entlassung aus der Klinik
7. Leistungen der Sozialversicherungsträger
8. Berufliche Rehabilitation
9. Hilfsmittelgebrauch und Anpassung der Wohnung für Querschnittgelähmte
10. Führerscheinerwerb und Kraftfahrzeugversorgung bei Querschnittgelähmten
11. Körperliche Symptome und Alarmsignale bei Querschnittlähmung
    Spastik, Fieber, Temperaturausgleich usw.
12. Medizinische Rehabilitation – warum so und nicht anders?

schrägten Bordsteinkanten an Fußgängerüberwegen, Treppeneingängen in Arztpraxen oder Behörden.

Schließlich ist für den Behinderten das Reisen mit Bus und Bahn so gut wie ausgeschlossen; neben dem Auto ist jedoch das Flugzeug in vieler Beziehung das geeignete Verkehrsmittel für den Rollstuhlfahrer. Behindertengerechte Ferienunterkünfte, die eine sinnvolle und aktive Urlaubsgestaltung zulassen, sind nach wie vor Mangelware.

Nach abgeschlossener klinischer Behandlung sollte jeder querschnittgelähmte Patient neben der gebotenen hausärztlichen Nachsorge in individuell festzusetzenden Zeitabständen ambulanten oder kurzzeitigen stationären Kontrolluntersuchungen unterzogen werden, letzteres meist dann, wenn gleichzeitig ein auffrischendes Training erforderlich ist.

Zu einer umfassenden Rehabilitation des Querschnittgelähmten gehören früh und nahtlos berufsfördernde Maßnahmen, wobei während der klinischen Behandlung bereits der Berufshelfer und Sozialarbeiter die beruflichen Wiedereingliederungsmöglichkeiten ermitteln und darstellen. Dann schließen sich Eignungsbeurteilungen durch den psychologischen Dienst und Rehabilitationsberater des Arbeitsamtes an, ggf. Belastungsproben in für berufliche Förderung geeigneten Einrichtungen. Sind die Voraussetzungen, wie notwendige Intelligenz, Fernhalten von Komplikationen und Erkennen eines motivierenden Berufszieles, für eine erfolgreiche berufliche Rehabilitation gegeben, ist die Aufnahme in einem Berufsbildungs- oder Berufsförderungswerk anzustreben. Nach abgeschlossener Erstausbildung oder Umschulung stößt leider die berufliche Eingliederung des Behinderten nach wie vor auf Schwierigkeiten, dies deshalb, weil geeignete angeglichene Arbeitsplätze mehr Geld kosten, eine Abhängigkeit von konjunkturpolitischen Schwankungen besteht und, leider nicht selten, längere Fehlzeiten jährlich aufgrund von Komplikationen entstehen, nicht zuletzt basierend auf einer entsprechenden Persönlichkeitsstruktur mit unsteter Lebensart vor Eintritt der Behinderung.

Ordentliche Mitglieder des Deutschen Rollstuhl-Sportverbandes e.V. (Stand: 1. 2. 1983)
(Der Deutsche Rollstuhl-Sportverband ist ein Fachverband des Deutschen Behinderten-Sportverbandes e. V.)

BSG	Arolsen				
VSG	Aschaffenburg 1953				
VBSG	Bad Hersfeld				
BSV	Sünteltal Bad Münster				
BSG	Bad Pyrmont				
BVSG	Bad Schwartau				
RSC	Bad Wildungen				
VSV	Bayreuth				
VSG	Bergkamen				
RSC	Berlin				
BSG	Bielefeld				
BSG	Bochum-Langendreer				
ASV	Bonn				
VSG	Bönen				
MTV	Braunschweig				
VSG	Bremerhaven				
VSG	im ASV Cham				
RSC	Coburg				
VSG	im TSV Dettingen				
BSG	Dorsten				
VSG	v. 1951 Dortmund				
BSG	Duisburg-Buchholz				
RSC	Düren				
FB	Eichenbühl	VSG	Ludwigsburg	RSC	Stimmig
TUS	Ellwangen	RSG	Ludwigshafen	TTC	Stuttgart
BSG	Ferndorf	RSC	Main-Kinzig	BSV	Söflingen
RSC	Frankfurt	RSG	Marburg	TuS	d. OAV Wetter
VSG	Freiburg	VSG	Meppen	BSG	Wildbad
FdR	Freising	USC	München	SKRTV	Wittlich 1883
VSG	Friedrichshafen	VSG	Münster	RSG	Würzburg
VSG	Göppingen	RSC	Murnau		
TV	Groß-Umstadt	VSV	Nürnberg		
RSC	Hamburg	BSG	Offenburg		
BSG	im Bfw. Heidelberg	RSC	O7 Burg Gretesch, Osnabrück		
RSG	Heidelberg	TSG	Quakenbrück		
RSG	Hessisch-Lichtenau	RSA	im TSV Raisdorf		
VSV	Hof	VBSG	Ravensburg		
TSV	Husum	SKR	Treuchtlingen		
RSC	Kaarst	VSG	Trier		
VSG	Kaufbeuren	TVG	Tübingen		
RSG	Koblenz	RSK	Saar		
RSC	Köln	GSG	Schwäbisch Gmünd		
VSG	Krautheim	TSB	d. SK Schwenningen		
RSV	Lahn-Dill	BSG	Sindelfingen		
RSG	Langenhagen 82	VfL	St. Wendel		

Literatur

1. ALLERT, M. L., DOLLFUS. P. (Hrsg.): Neurogene Blasenstörungen – Stuttgart: Thieme 1972
2. Arbeitsausschuß Querschnittlähmungen der Dt. Vg. f. d. Rehabilitation Behinderter: Technische Rehabilitationshilfen für den nachstationären Bereich bei Querschnittlähmung. – Rehabilitation 15, Heft 4, 244 (1976)
3. Bundesärztekammer, Wissenschaftlicher Beirat: Versorgung von Querschnittgelähmten. – Dtsch. Ärztebl. 70, 1269, 1347 (1973)
4. BURKE, D. C., MURRAY, D. D.: Die Behandlung Rückenmarkverletzter. Ein kurzer Leitfaden. In: Rehabilitation und Prävention. Bd. 7. Berlin, Heidelberg, New York: Springer 1978
5. CHESHIRER, D. J. E., FOSTER, K. M.: An alternative technique for bronchial aspiration through a tracheostomy. Paraplegia 2, 141 (1964)
6. CLAUBERG, G., GERSTEIN, J.: Intensivtherapie bei ateminsuffizienten Tetraplegikern. Therapiewoche Heft 4 (1973)
7. CONRADI, R.: Probleme der Intensivtherapie bei Patienten mit hohem Querschnittssyndrom. Prakt. Anästh. 9, 337–343 (1974)
8. Denkschrift des Hauptverbandes der Gewerblichen Berufsgenossenschaften: Zur Neuordnung der Behandlungszentren für Querschnittgelähmte in der Bundesrepublik Deutschland mit Planungsrichtwerten für Neubauten. Schriftenreihe des Hauptverbandes der Gewerblichen Berufsgenossenschaften e. V. 1978
9. Deutsche Vereinigung für die Rehabilitation Behinderter e. V.: Empfehlungen für den behandelnden Arzt zur ambulanten Betreuung von Querschnittgelähmten. Rehabilitation 15, 60–62 (1976)
10. GERBERSHAGEN. H. U.: Autonome hyperreflektorische Reaktionen bei Querschnittgelähmten während urologischer Eingriffe. Anästhesist 20, 474 (1981)
11. GÜRTNER, TH., FISCHER, H., FABIUS, A., DJORDJEVIC, M., THIESSEN, S., WISSFELD, K., STOCK, D.: Intensivmedizinische Erfahrungen mit einer traumatischen C_2-Tetraplegie, Vortrag 7. Weltkongreß für Anästhesiologie in Hamburg 1980 (Proceedings im Druck)
12. GUTTMANN, L.: Prinzipien und Methoden in der Behandlung und Rehabilitation von Rückenmarkverletzten. In: Neuro-Traumatologie.
13. HARTZOG, T., FISCHER, R. G., SNOW, C.: Spinal cord trauma. Proc. 17th VA Spinal Cord Inj. Conf. S. 70 (1969)
14. KESSEL, F. K., GUTTMANN, L., MAURER, G. (Hrsg.): Bd. II, 76–163. München, Berlin, Wien: Urban & Schwarzenberg 1971
15. MEINECKE, F.-W.: Die Verletzungen der Wirbelsäule mit Markschäden. In: Chirurgie der Gegenwart. ZENKER, R., DEUCHER, F., SCHINK, W. (Hrsg.) Bd. 4, 1–51. München, Berlin, Wien: Urban & Schwarzenberg 1974
16. MEINECKE, F.-W.: Behandlung und Rehabilitation Querschnittverletzter (Literaturübersicht). In: Die Wirbelsäule in Forschung und Praxis. Junghanns, H. (Hrsg.), Bd. 67, 12. Stuttgart: Hippokrates 1976

17. MEINECKE, F.-W.: Welche körperlichen und seelischen Erfolge erzielt der Sport mit Querschnittgelähmten? Therapiewoche 28, 5311 (1978)
18. MEINECKE, F.-W.: Vermittlung von Betten für Querschnittgelähmte. Unfallheilkunde 81
19. MEINECKE, F.-W.: Verletzungen der Wirbelsäule und des Rückenmarks. In: Spezielle Chirurgie für die Praxis, Bd. III, Teil 2: Haltungs- und Bewegungsapparat – Traumatologie. Stuttgart: Thieme 1980, 1-163
20. MENTZEL, H. E., PROBST, J.: Einsatz von Herzschrittmachern bei traumatisch Halsmarkgelähmten. Kongreßbericht 41. Jahrestagung d. Deutsch. Ges. f. Unfallheilkunde, 17.–19. 11. 1977, 373–375, Springer, Berlin
21. NIGST, H.: Spezielle Frakturen- und Luxationslehre, Bd. 1/2: Wirbelsäule, Tetra- und Paraplegie, Becken (bearbeitet von HARDY, A. G., JONASCH, E., POIGENFÜRST, J., ROSSIER, A. B.) Stuttgart: Thieme 1972
22. PAESLACK, V.: Internistische Fragestellungen bei der Rehabilitation Querschnittgelähmter. Internist 12, 230 (1971)
23. SCHÖLMERICH, P., SCHUSTER, H.-P., SCHÖNBORN, H., BAUM, P. P. (Hrsg.): Interne Intensivmedizin 2. Auflage, Stuttgart: Thieme (1980)
24. TROLL, G. F., DOHRMANN, G. J.: Anaesthesia of the spinal cord injured patient: Cardiovascular problems and their management. Paraplegia 13, 162 (1975)
25. YEO, J. D.: Treatment of paraplegic sheep with hyperbaric oxygen. Med. J. Anst. 1, 538 (1976)

Anschriften der Verfasser

Prof. Dr. med. Thomas Gürtner
Chefarzt der Abteilung für Anästhesiologie und Intensivmedizin
der BG-Unfallklinik
(Ärztlicher Direktor: Prof. Dr. med. H. Contzen)
Friedberger Landstraße 430
6000 Frankfurt/Main

Prof. Dr. med. Berthold Hübner
Chefarzt der Abteilung für Neurochirurgie
und Neurotraumatologie der BG-Unfallklinik
Friedberger Landstr. 430
6000 Frankfurt/Main

Kurt Nicklas
Leitender Dipl.-Sportlehrer der BG-Unfallklinik
Friedberger Landstr. 430
6000 Frankfurt/Main

Christine Krumpeter
Ergotherapeutin an der BG-Unfallklinik
Friedberger Landstr. 430
6000 Frankfurt/Main

Dr. med. Dieter Stock
Leitender Arzt der Abteilung für Rückenmarkverletzte der BG-Unfallklinik
Friedberger Landstr. 430
6000 Frankfurt/Main

Brigitte Winter-Klemm
Dipl.-Psychologin – Konsiliar-Psychologin der BG-Unfallklinik
Friedberger Landstr. 430
6000 Frankfurt/Main

Sachverzeichnis

A

Akutdiagnostik 20f., 23
Akutbehandlung 25f.
— Infusionstherapie 25
— medikamentöse Therapie 26
Alpha-Rezeptorenblocker 100
Anästhesie 62f.
Anlaufstelle Bettenvermittlung 95
Antibiotika-Prophylaxe 45
Asystolie 26, 29
Atemfunktionsstörungen 23, 28f., 77
Ateminsuffizienz 42f.
Atemtraining 28f., 99, 105
— Respirator 29
Atemwege 28
Aufklärung 135
Autofahren 21, 83, 90f., 156

B

Bauchatmung 78
Bauchpresse 85, 93
Begleitverletzungen, Verteilung 26f., 61f.
— Hämatothorax 26
— Osteosynthesen 26
Behindertensport 113
Bergung 17f.
Berufsfördernde Maßnahmen 83, 154f., 156
Blase, Lähmung 24, 32, 52, 77, 79, 130
— Dauerkatheter 32, 95
— Katheterismus, intermittierend 32f., 95f.
— Katheterset 32
— Schrumpfblase 32
— Steine 32
— Training 32, 79, 98, 105, 126, 130
Bradykardie 26, 46f., 62
Bronchoskopie 44
Brustkorbverletzungen 26, 45

C

Cloward-Fusion 71f.
Computer-Tomographie 65f.
Conus-Cauda-Läsion 24, 94
Credé'scher Handgriff 94, 99
Crutchfield-Klammer 30, 72, 147

D

Darmatonie 24, 27, 32, 130
Darmperistaltik 32
Dekubitus-Prophylaxe 29, 51, 100
Diaphragma 21f., 23, 78
Digitalisierung 47
Drehbett 27f., 100

E

Eisbehandlung 109
Eiweißverlust 24, 26
Elektrogymnastik 109
Ergotherapie 35f., 137, 147f.
— Beugehandschuhe 30f., 147
— Eß- und Trinkhilfen 36, 148f., 152f.
— Hilfsarm 154
— Lesehilfen 36, 148f.
— Prismenbrille 35, 147
— Rutschbrett 80, 152
— Schreibhilfen 36, 151f.
— Selbsthilfetraining 103, 147f., 153
— Transfer 82, 88f., 152

F

Frakturbehandlung 28, 51
Freizeitgestaltung 155f.
Funktionshand 30, 84, 147

G

Gehhilfen 21, 83f.
— Heidelberger Winkel, Peronaeusfeder 92, 110f.
— Kreuzschienen 83f., 110f.
— Orthesen 84f., 90f., 110f.
— Schienenhülsenapparate 81f.
Gehschulung 109f.
— Durchschwunggang 90, 110f.
— Vierpunktegang 90f., 110f.
— Zuschwunggang 84f., 110f.
— Zweipunktegang 92f.
Gipsbett 31
Gleichgewichtsschulung 107f.

H

Hämatom 69f.
— epidural 69
— intramedullär 69
Halsmarklähmung, Diagnose 19, 23f.
— Herzschrittmacher 26
— Hyperreflexie, autonome 98
— Läsionshöhe 77f.
Harnblase 93f.
— automatische 99
— autonome 99

Harnröhrenfistel 32, 93
Harnwegsinfektion 32, 126
Harrington-Stäbe 69, 74
Haushalt, Anpassungen 153
Herzstillstand 47
Hilfsmittel 153
Histaminblocker 26
Hypovolämie 55

I

Information des Querschnittgelähmten 135, 139, 153f.
Inkontinenz 92
Innervationsschema Muskeln 21f.
Instabilität 68
Intensivmedizin 37
Intensivpflege 25f., 40f.

K

Krankengymnastik 32f., 61, 105f.
— Durchbewegen der Gelenke 32f., 101, 105f.
— Kontrakturen 34
— Muskeltraining 106f.
— Schlingentischbehandlung 108f.

L

Laboruntersuchungen 60f.
Lagerung 17f., 27f.
Lungenembolie 48f.
Lungenfunktion 46

M

Magenatonie 32, 53f.
Maßnahmen am Unfallort 17f.
Meningitis 69
Monitoring 63
Muskelstatus 106
Myelographie 65, 68
Myelolyse 70f.

N

Nachsorge 95ff., 156
Nebenhodenentzündung 32

O

Orthopädische Versorgung 85f.

P

Paraartikuläre Osteoarthropathie 9, 85, 101
Paraplegie s. Querschnittlähmung
Pneumonieprophylaxe 26
PNF-Methode 108

Psychologie 125f.
— Depression 129
— Fehlverhaltensweisen 128f.
— Fortbildung der Pflegegruppe 131f.
— Resignation 127

Q

Querschnittlähmung,
  Ursachen und Häufigkeit 9f.
— Definition 17f., 77f., 86f.
— Diagnose 17
— Läsionshöhen 86f., 103, 108
— Sterblichkeit 95
— Zentren 96f.

R

Reanimation 37f.
Reflexverlust 24, 77
Rehabilitationsteam 25
Rehabilitationsziel 9, 77f., 126f.
Reisen 91, 156
Reposition 30, 51, 73
Respirator 44f.
Retroperitoneales Hämatom 27
Röntgenuntersuchung 22f.
Rollstuhl 21f.
— Elektrofahrer 78, 153
— Faltfahrer 78f., 142, 153
— Fahrtraining 83, 87, 113, 149
— Sport 83, 111f., 155
— Sportgruppen 157
Roy-Camille-Schiene 74
Rückenmark, Anatomie 12f.
— Blutversorgung 15
— Häute 13f.
— Liquor 14

S

Schmerzbekämpfung 62
Schmerzzustände, chronische 103
Schocklunge 39
Schußverletzung 66, 68
Sekretolytica 45
Selbständigkeit 21, 153
Sensibilitätsschema 22
Sexualfunktionen 83, 131f., 153
Soziale Wiedereingliederung 154f.
Spastik 9, 101f.
Spinaler Schock 24, 27, 134
Spinalnerven 13
Stehtraining 79f., 84, 103, 110f.
Stoke-Mandeville-Regeln 120f.
Streßulcus-Prophylaxe 26, 54
Suprapubische Harnableitung 32, 52

T

Tenodeseneffekt 30f., 80, 147
Tetraplegie, s. Halsmarklähmung 77f.
— Funktionshand 30, 80, 84
— Tracheotomie 29
Thrombo-Embolie-Prophylaxe 26, 48, 99f., 105
Tracheotomie 43f.
Transport 17f.

U

Unfallversicherung, gesetzliche 95
Urinal 152

V

Vakuummatraze 19f.
Vitale Funktionsstörungen 39

W

Wärmeregulation 24, 51
Weiß-Feder 74
Wirbelbrüche, kons. Behandlung 30f., 51
— Instabilität 68
— Operative Behandlung 65f.
— Operationsverfahren 74
Wohnungsadaptation 152

Z

Zentren für die Behandlung
   Querschnittgelähmter 95f.

Bücher zur Chirurgie

Schädel-Hirn-Trauma
Herausgegeben von K.-A. Bushe und K.-H. Weis
1982, 220 S., 96 Abb., 44 Tab., ISBN 3-921958-22-9, **DM 28,80**
Melsunger Medizinische Mitteilungen, Band 54

Schon das isolierte Schädel-Hirn-Trauma stellt eine Herausforderung an die Fähigkeit zur Zusammenarbeit der verschiedenen medizinischen Fachbereiche dar. Besonders aber, wenn Mehrfachverletzungen vorliegen, müssen Entscheidungen und Handlungen frühzeitig — möglichst schon am Unfallort — beginnen und in die für den Behandlungserfolg richtige Richtung weisen.
Das Buch stellt das SHT aus der Sicht der Fachdisziplinen dar: Anästhesie, Kieferchirurgie, Opthalmologie, Oto-Rhino-Laryngologie, Neurochirurgie, Notfallmedizin und Traumatologie. Ziel der Beiträge und Diskussionen ist, möglichst klare Aussagen zu dem komplexen Thema zu treffen, denn nur selten werden in der operativen Medizin an so viele Spezialisten zugleich derart hohe Anforderungen an ihre Kooperation gestellt.

Das Thoraxtrauma
Herausgegeben von P. Lawin und M. Wendt
1982, 270 S., 160 Abb., 34 Tab., ISBN 3-921958-21-0, **DM 28,80**
Melsunger Medizinische Mitteilungen, Band 53

Chirurgie der Bauch-, Becken- und Beinarterien
Herausgegeben von H. Bünte und D. Rühland
1980, 171 S., 151 Abb., 20 Tab., ISBN 3-921958-08-3, **DM 29,80**

Wundheilung
Herausgegeben von P. Eckert und R. Häring, unter Mitarbeit von N. Naber
1981, 296 S., 176 Abb., 51 Tab., ISBN 3-921958-10-5, **DM 58,00**

Im Buchhandel erhältlich

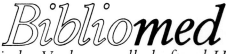

Postfach 150
3508 Melsungen *Medizinische Verlagsgesellschaft mbH*